Andreas Filippi (Hrsg.)

Halitosis

Patienten mit Mundgeruch
in der zahnärztlichen Praxis

Halitosis

Patienten mit Mundgeruch in der zahnärztlichen Praxis

Ein Kompendium für ZahnärztInnen, DentalhygienikerInnen, Zahnmedizinische FachhelferInnen und Studierende

Herausgegeben von
Andreas Filippi

Mit Beiträgen von
Michael M. Bornstein
J. Thomas Lambrecht
Jürg Meyer
Delia Nagel
und
Rainer Seemann

Quintessenz Verlags-GmbH
Berlin, Chicago, Tokio,
Barcelona, Istanbul, London, Mailand, Moskau, Mumbai,
Paris, Peking, Prag, São Paulo, Seoul, Warschau

Bibliografische Information der Deutschen Bibliothek
Die Deutsche Bibliothek verzeichnet diese Publikation in der Deutschen Nationalbibliografie; detaillierte bibliografische Daten sind im Internet über <http://dnb.ddb.de> abrufbar.

quintessenz bibliothek

Herstellung: *Andreas Rauschenbach*, Berlin

Druckerei & Buchbinderei: Druckhaus Benatzky GmbH, Hannover

ISBN: 3-87652-878-X

Printed in Germany

Autorenverzeichnis

Anschrift des Herausgebers

Priv.-Doz. Dr. *Andreas Filippi*
Klinik für Zahnärztliche Chirurgie,
– Radiologie, Mund- und Kieferheilkunde
Universität Basel
Hebelstrasse 3
CH – 4056 Basel

Anschriften der Autoren

Dr. *Michael M. Bornstein*
Klinik für Oralchirurgie und Stomatologie
Universität Bern
Freiburgstrasse 7
CH – 3010 Bern

Prof. Dr. Dr. *J. Thomas Lambrecht*
Klinik für Zahnärztliche Chirurgie,
– Radiologie, Mund- und Kieferheilkunde
Universität Basel
Hebelstrasse 3
CH – 4056 Basel

Prof. Dr. *Jürg Meyer*
Institut für Präventivzahnmedizin und
Orale Mikrobiologie
Universität Basel
Hebelstrasse 3
CH – 4056 Basel

Delia Nagel, lic. phil. Psychologin
Birkenstrasse 8
CH – 8708 Männedorf

Dr. *Rainer Seemann*
Abteilung für Zahnerhaltung und
Präventivzahnmedizin
Universität Berlin
Augustenburger Platz 1
D - 13353 Berlin

Vorwort

Berichte über Halitosis finden sich bereits in der antiken Literatur. In Ägypten wurde beispielsweise die erste Stunde nach dem morgendlichen Erwachen als *die Stunde des Mundgeruchs* bezeichnet. Mundgeruch wollte schon damals und möchte auch heute niemand haben. Sein kompromittierender Einfluss auf das Arbeits- und Sozialleben ist uns allen bekannt. Im Gegensatz zu einigen anderen Forschungsschwerpunkten der Zahnmedizin ist Mundgeruch eine Thematik von allgemeinem Interesse. Dies wird durch den beeindruckenden Patientenzulauf zu den wenigen kompetenten Halitosis-Sprechstunden und das korrespondierende Medieninteresse mehr als deutlich. Wissenschaftliche Daten über Halitosis gibt es genügend. Umso unverständlicher ist, dass bis heute an deutschsprachigen Universitätszahnkliniken nicht über Halitosis gelehrt wird. Zusätzlich besteht bei vielen Ärzten, insbesondere bei Hausärzten, Internisten und Hals-Nasen-Ohrenärzten, eine wissenschaftlich unbegründete Selbstüberschätzung des eigenen Fachgebiets, was die Ursache und Therapie von Mundgeruch betrifft. Die Folgen sind unnötige und teilweise teure Behandlungen bis hin zu operativen Eingriffen, ohne dass der Mundgeruch sich verbessert.

Das vorliegende Buch soll die Thematik unter dem Aspekt der aktuellen wissenschaftlichen Literatur beleuchten. Es wurde von mehreren Autoren mit jahrelanger Erfahrung in der Diagnostik und Therapie von Halitosis verfasst. Mehrfachbeschreibungen von Fachinhalten in Teilabschnitten und Kapiteln sind - nicht zuletzt aus didaktischen Gründen - gewollt. Gleiches gilt für unterschiedliche Ansätze und Konzepte. Das Buch ist als Kompendium konzipiert und soll ZahnärztInnen ermöglichen, eine kompetente und erfolgreiche Mundgeruchsprechstunde innerhalb der eigenen Praxis durchzuführen. Gleichzeitig soll es Studierenden der Zahnmedizin, Zahnmedizinischen FachhelferInnen und DentalhygienikerInnen das aktuelle Wissen zum Wohle ihrer späteren Patienten übersichtlich vermitteln.

Mein besonderer Dank gilt allen, die an der Entstehung dieses Buches beteiligt waren: meinen Mitautoren Dr. Michael Bornstein (Leiter der Halitosis-Sprechstunde an der Universität Bern), Professor Dr. Dr. J. Thomas Lambrecht, Professor Dr. Jürg Meyer, Delia Nagel und Dr. Rainer Seemann (Leiter der Halitosis-Sprechstunde an der Universität Berlin), Johannes Wolters (Quintessenz-Verlag), Dr. Björn Lang (mit dem ich die

Halitosis-Sprechstunde an der Universität Basel gegründet habe), Dr. Sinisa Ostojic (mit dem ich sie heute leite), Dr. Mel Rosenberg und Dr. Ken Yaegaki (für die informativen Gespräche), den Ärzten der Psychiatrischen Klinik Burghölzli und der Psychiatrischen Universitätspoliklinik in Zürich (für Ihre klinischen Anregungen), Privatdozent Dr. Godbersen, Dr. Peter Minnig, Professor Dr. Podvinec und Professor Dr. Spornitz (für die freundliche Bereitstellung von Bildmaterial), Martina Leuppi und Isabel Miescher (für den Entwurf des Titelbildes), Dr. Dorothea Berndt, Privatdozent Dr. Yango Pohl und Privatdozent Dr. Tuomas Waltimo (für ihre kritische Durchsicht) und nicht zuletzt Johanna, Florian, Maximilian und Dr. Cornelia Filippi.

Basel, den 22.07.2005

Andreas Filippi

Inhalt

Kapitel 1

Einleitung

Andreas Filippi

Nach aktuellen Definitionen beinhaltet Mundgesundheit die Fähigkeit, ein breites Spektrum an Nahrungsmitteln zerkauen und essen zu können, deutlich zu sprechen, ein sozial akzeptables Lächeln sowie ein entsprechendes dentofaziales Profil zu besitzen, sich im Mundbereich wohl zu fühlen, frei von Schmerzen zu sein und *einen frischen Atem zu haben.*

Der Atem des Menschen hat unter normalen Bedingungen einen leicht süßlichen Geruch und ist in der Regel nicht wahrnehmbar. Seine Intensität verändert sich im Laufe des Tages. Dies hängt von Faktoren wie der Tageszeit, der Nahrungsaufnahme (Abb. 1.1) und der Mundhygiene ab. Er kann durch emotionalen Stress, Nervosität oder psychische Belastung verstärkt werden.

Für deutlich wahrnehmbaren Mundgeruch werden synonym auch die Begriffe Halitosis (lat. halitus: Hauch, Dunst), Foetor ex ore (lat.: Geruch aus dem Mund) oder Bad breath (engl.: schlechter Atem)

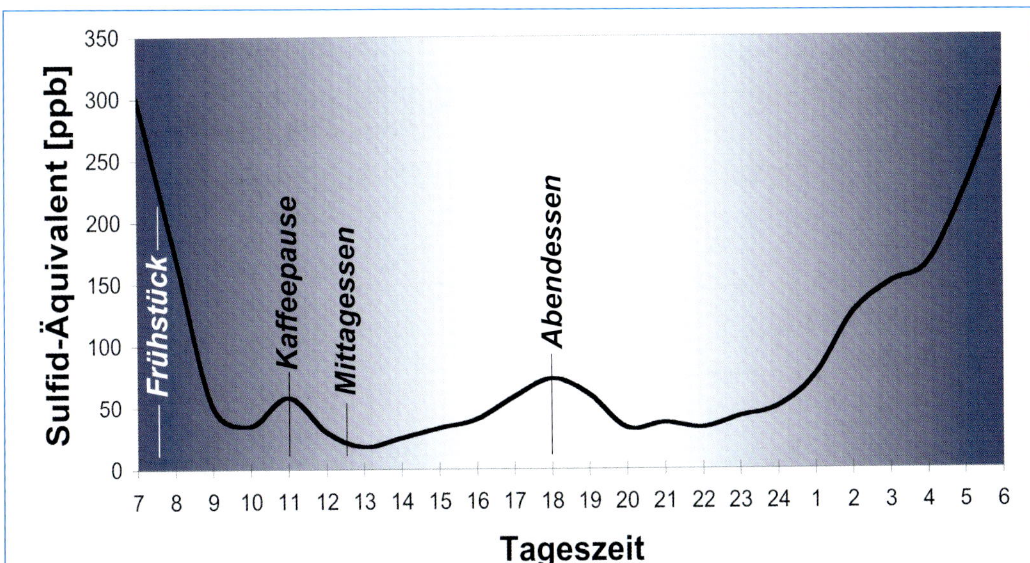

Abb. 1.1 Einfluss von Mahlzeiten auf den täglichen Mundgeruch (nach Rosenberg & McCulloch 1992).

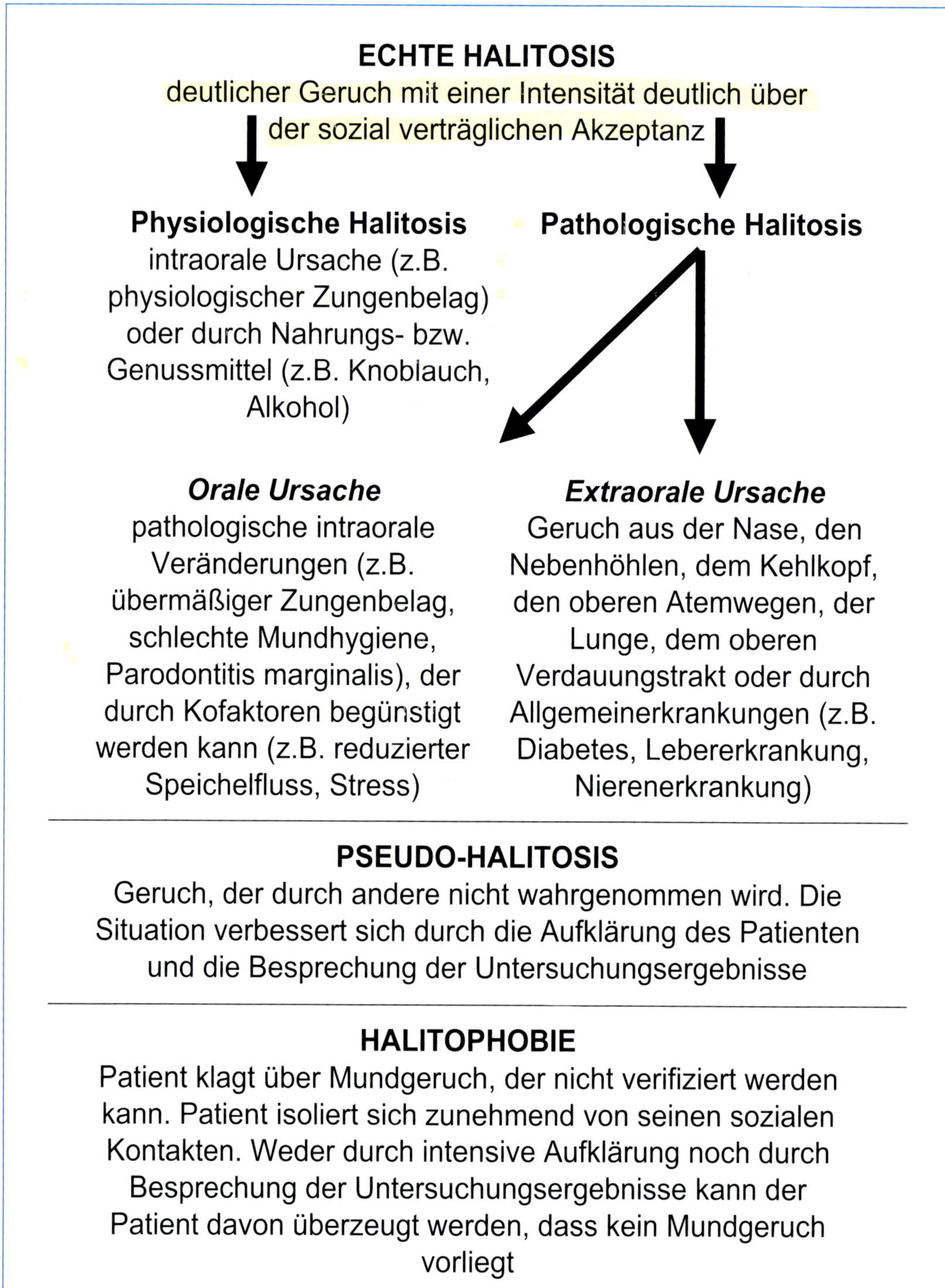

Abb. 1.2 Arten von Halitosis (Klassifikation nach Yaegaki & Coil 2000).

verwendet. Korrekt betrachtet bedeuten jedoch nicht alle Begriffe dasselbe. Mundgeruch und Foetor ex ore beschreiben einen unangenehmen, atypischen Geruch beim Ausatmen durch den Mund, wobei sich dessen Ursache primär in der Mundhöhle befindet. [62] Halitosis hingegen beschreibt ebenfalls einen unangenehmen Geruch beim Ausatmen, der jedoch nicht nur bei Mundatmung, sondern auch bei Nasenatmung wahrnehmbar ist. Dessen Ursache kann auch in den Nasennebenhöhlen, im Verdauungstrakt oder in den Atemwegen bzw. der Lunge liegen. Halitosis ist somit der Oberbegriff von Mundgeruch. Da jedoch in der angloamerikanischen Literatur Halitosis als Synonym für Begriffe des Mundgeruchs wie Foetor ex ore[162], Bad breath[48], Breath odor[162], Foul smells, Offensive breath[104] und Oral malodour[187] verwendet wird, benutzen die Autoren im nachfolgenden Text ebenfalls die Begriffe Halitosis und Mundgeruch synonym.

Unter dem Begriff Halitosis werden unterschiedliche Befunde bzw. Diagnosen zusammengefasst, die alle regelmäßig in einer Mundgeruchsprechstunde diagnostiziert werden können. Es wird zwischen echter Halitosis (physiologisch oder pathologisch), Pseudohalitosis und Halitophobie unterschieden (Abbildung 1.2).[210] Halitosis mit all ihren Unterformen kann sowohl ein Symptom als auch eine Erkrankung sein. Um die Terminologie dieses Buches zu vereinheitlichen, werden in Zusammenhang mit Halitosis bzw. Mundgeruch die Begriffe Befund und Diagnose bzw. Therapie und Behandlung verwendet.

Da man an eigene Gerüche adaptiert, können wir unseren eigenen Mundgeruch meist nicht selbst wahrnehmen. Unsichere Möglichkeiten der Selbsteinschätzung sind in die eigenen Hände zu hauchen sowie an benutzter Zahnseide oder an einem Finger zu riechen, mit dem man über den dorsalen Zungenrücken gestrichen hat. Deutlich zuverlässiger ist es, in einen geruchlosen und nicht zu kleinen Kunststoffbeutel zu atmen, diesen gut zu verschließen, in einen gut gelüfteten Raum zu gehen und den Beutel vor der Nase langsam auszudrücken (sog. Airbag-Methode).[181] Von Mitmenschen ist meist keine Hilfe zu erwarten, weil das Thema tabuisiert wird.[164] Zusammenfassend kann man seinen eigenen Geruch in der Regel nicht sicher einschätzen. Eine verlässliche Auskunft erhält man nur durch die Befragung anderer Menschen, von denen man meint, dass sie den Geruch wahrnehmen müssten. In Frage kommen Lebenspartner, Kinder oder Kollegen. Die Befragung sollte allerdings unmissverständlich und direkt erfolgen, da das Deuten der Reaktionen anderer Menschen einen weiten Interpretationsspielraum erlaubt, der durch das geprägt wird, was man erwartet. Studien haben gezeigt, dass verdächtige Reaktionen, wie das Bedecken der Nase oder ein Sich-weg-Drehen oft falsch interpretiert werden, insbesondere von Personen, die fest davon überzeugt sind, dass sie unter Mundgeruch leiden.[70]

Kapitel 2

Epidemiologie

Michael M. Bornstein

Halitosis ist in den meisten europäischen Ländern noch immer ein Tabu. Aus diesem Grund haben Betroffene Probleme, eine geeignete Anlaufstelle zur Diagnose, Therapie und Nachsorge zu finden. In den Vereinigten Staaten von Amerika sind so genannte Bad breath- oder Halitosis-Kliniken längst etabliert. Sie lassen sich nach Bundesstaat aufgegliedert im Internet abrufen (siehe Kapitel 11).

Über die Prävalenz von Mundgeruch ist bisher nur wenig bekannt. Daten aus Patientenbefragungen, die häufig auf unzuverlässigen Selbsteinschätzungen basieren, entsprechen oft nicht der Realität.[92, 112, 152] Zusätzlich bestehen teilweise erhebliche Unterschiede in der Sensitivität und Spezifität von Messmethoden zur Halitosis-Erkennung und -Quantifizierung. Zu nennen sind hier organoleptische Untersuchungen (Wahrnehmung durch den Geruchssinn des Behandlers)[167] und instrumentelle Messungen wie Gaschromatografie, Sulfidmonitore oder elektronische Nasen[14, 87, 88, 118] (siehe Kapitel 7).

In der Literatur dominieren epidemiologische Angaben, die durch Befragung größerer Bevölkerungsgruppen gewonnen wurden und somit subjektiv verfälscht sind. Auch über die Prävalenz der unterschiedlichen Arten von Halitosis und den jeweiligen Schweregrad lassen sich somit kaum verlässliche Aussagen machen. Untersuchungen aus Japan haben aber gezeigt, dass Halitosis weiter verbreitet ist, als ursprünglich angenommen. So ergab eine Befragung von 33.427 Personen aus ganz Japan im Alter ab 15 Jahren, dass 14.5% Probleme mit Mundgeruch haben. In Tokio war der Anteil mit 20.7% deutlich höher. 70% der befragten Tokioter Geschäftsleute gaben sogar an, dass Mundgeruch für sie das größte aller oralen Gesundheitsprobleme darstelle.[157]

In einer Untersuchung aus den USA gaben 43% der über 60-Jährigen an, unter chronischem bzw. wiederkehrendem Mundgeruch zu leiden oder von anderen Menschen darauf hingewiesen worden zu sein.[92] Auf einer Jahrestagung der American Dental Association (ADA) gaben 92% der Zahnärzte an, in ihrer Praxis Patienten mit chronischen Mundgeruchproblemen zu behandeln. Etwa 50% berichteten zudem, pro Woche mindestens sechs neue Patienten mit dem konkreten Wunsch nach Halitosis-Behandlung zu sehen.[109] Insgesamt wird heute davon ausgegangen, dass ein Großteil der Bevölkerung zumindest vorübergehend messbaren Mundgeruch hat.[175, 193] Eine Befragung unter Zahnärzten in Deutschland ergab, dass 76% der Zahnärzte selbst unter gelegentlichem und 7% unter dauerhaftem Mundgeruch leiden. 58% gaben zudem an, Kollegen zu kennen, die unter chronischer Halitosis leiden.[163]

Männer und Frauen scheinen gleich häufig von Mundgeruch betroffen zu sein; geschlechtsspezifische Unterschiede in Prävalenz und Schweregrad der Halitosis werden nicht beobachtet.[67, 148, 149] Frauen scheinen jedoch eher als Männer bereit zu sein, professionelle Hilfe in Anspruch zu nehmen.[67] Dies wird darauf zurückgeführt, dass Frauen generell mehr um ihre Gesundheit besorgt sind. Mit zunehmendem Alter zeigt sich insgesamt ein deutlicher Anstieg der Halitosis-Messwerte im Vergleich zu jüngeren Patienten.[112]

Kapitel 3

Entstehung von Halitosis

Jürg Meyer

Ein Zusammenhang zwischen übel riechender Atemluft und anaeroben oralen Bakterien wurde schon vor rund 60 Jahren vermutet: Bei der In-vitro-Inkubation von Speichel entstanden die gleichen oder sehr ähnliche Geruchskomponenten.[8, 9]
Als mögliche Quellen standen primär die parodontalen Taschen in Verdacht. Die Standardisierung der Geruchswahrnehmung erwies sich als schwierig.

Durch den Einsatz der Gaschromatografie wurde die Messung der durch Bakterien in Kulturen gebildeten, übel riechenden Stoffe qualitativ und quantitativ wesentlich verbessert.[90, 190] Bald wurden flüchtige Schwefelverbindungen, vor allem Schwefelwasserstoff und Methylmercaptan, als Hauptkomponenten identifiziert.[198] Die in vitro zur Bildung dieser Verbindungen befähigten Bakterien stammten aus dem Speichel, der subgingivalen Plaque und von der Zungenoberfläche.

Im Verlauf der 1970er Jahre wurden bedeutende Fortschritte in der Kultur und Charakterisierung strikt anaerober Bakterien gemacht, die sich sehr positiv auf die Erforschung oraler Bakterien auswirkten. Die Verknüpfung des im Labor erarbeiteten Wissens mit der Klinik blieb aber zunächst beschränkt, weil die Gaschromatografie eine Labormethode blieb. Erst die Entwicklung eines mobilen Geräts zur Messung volatiler Schwefelverbindungen am Patientenstuhl ermöglichte den Vergleich mit organoleptischen Daten.[148] Parallel dazu wurden die außerordentlich komplexe Zungenmikroflora und ihre Bedeutung bezüglich Halitosis intensiv untersucht, in den letzten Jahren auch mit molekularbiologischen Methoden.[75, 130, 183] Entsprechend der bakteriellen Ursachen von Halitosis zielt die Therapie seit vielen Jahren auf eine Reduktion der Bakterien insgesamt, speziell der beteiligten Anaerobier. Alternativ wird versucht, durch Veränderung der ökologischen Bedingungen zumindest die Produktion flüchtiger Schwefelverbindungen zu reduzieren. Unsere Kenntnisse haben vor allem in den letzten 15 Jahren eine bedeutende Vertiefung erfahren; im Verständnis der sehr komplexen mikrobiellen Interaktionen auf der Zungenoberfläche stehen wir jedoch erst am Anfang.

3.1 Orale Bakterien und ihre geruchsaktiven Stoffwechselprodukte

Zwei Beobachtungen beweisen, dass die Ursache von Halitosis vor allem in der metabolischen Aktivität oraler Bakterien liegt: Einerseits produzieren viele orale Bakterien in Reinkultur oder in Mischkulturen aus Speichel, Plaque oder Zungenbelag in vitro flüchtige Schwefelverbindungen (VSC, volatile sulfur compounds), kurzkettige Fettsäuren und Cadaverin, die auch die wichtigsten geruchswirksamen Bestandteile der Ausatmungsluft bilden.[48, 79, 107, 130, 198] In vivo fermentieren die gleichen Bakterien schwefelhaltige Peptide und Aminosäuren, die aus Nahrungsresten, desquamierten Epithelzellen, Blut und Wirtssekreten, wie Speichel und Sulkusflüssigkeit, stammen. Wird Cystein direkt auf den Zungenrücken appliziert, entstehen sofort große Mengen an flüchtigen Schwefelverbindungen, was die Bedeutung der dort lokalisierten Mikroorganismen dokumentiert.[205] Andererseits führt eine mechanische Reinigung der Zungenoberfläche, d. h. eine Reduktion der Bakterienmasse, unmittelbar zu einer Verminderung der Produktion dieser Geruchsstoffe.[192]

Schwefelwasserstoff (H_2S), das noch stärker riechende Methylmercaptan (CH_3SH, auch Methanthiol) und Dimethylsulfid (CH_3SCH_3) bilden den Hauptanteil der flüchtigen Schwefelverbindungen,[91, 107, 191] die zusammen mit anderen geruchsaktiven Stoffen die komplexen und individuell verschiedenen Noten des Mundgeruchs ausmachen. Ein ganzes Spektrum an VSC sind Endprodukte des bakteriellen Stoffwechsels.[79, 191] Schwefelwasserstoff wird in vielen anaeroben Ökosystemen (z. B. Seesedimenten) durch bakterielle Reduktion von Sulfat (SO_4^{2-}) oder durch Desulfurylierung von organischen Schwefelverbindungen (z. B. die schwefelhaltigen Aminosäuren Cystein, Cystin, Methionin) gebildet. H_2S ist eine flüchtige Verbindung, die insbesondere bei einem pH-Wert unter 7 vorkommt, während oberhalb von pH 7 hauptsächlich HS^- und S^{2-} vorliegen. Beide Ionen sind für viele Organismen toxisch, da sich Sulfid mit dem Eisen von Cytochromen und anderen lebenswichtigen eisenhaltigen Verbindungen in der Zelle verbindet.

Als weitere, wesentliche, übel riechende Geruchskomponenten sind Cadaverin und Putreszin, zwei weniger flüchtige Diamine, identifiziert worden.[48, 79] Sie entstehen durch Decarboxylierung von Lysin bzw. Ornithin. Darüber hinaus sind durch empfindliche und hoch auflösende Gaschromatografie über 80 flüchtige organische Verbindungen in der Gasphase von oralen Bakterienkulturen beschrieben worden.[20] Zum Mundgeruch tragen sicher auch die übel riechenden Fettsäuren (z. B. Buttersäure, Propionsäure, Valeriansäure), die beiden Tryptophan-Abbauprodukte Indol und Skatol, Ammoniak und Harnstoff sowie weitere geruchsaktive Verbindungen bei.[20, 48, 79] Diese Komplexität dürfte die verschiedenen Ausprägungen von Halitosis wesentlich beeinflussen.

3.2 Welche oralen Bakterien sind bei der Entstehung von Halitosis hauptsächlich beteiligt?

In vitro sind in Mischkulturen überwiegend gramnegative, anaerobe, proteolytische Bakterien für die Geruchsbildung verantwortlich.[107, 190] Wird die Bildung von flüchtigen Schwefelverbindungen in Kulturen gemessen, gehören mehrere Arten der Gattungen *Fusobacterium, Bacteroides, Porphyromonas, Prevotella, Eubacterium, Selenomonas, Veillonella* und *Peptostreptococcus*, darunter auch die stark parodontopathogenen Bakterien *Porphyromonas gingivalis, Tannerella forsythia* und *Treponema denticola* zu den aktivsten Produzenten.[129, 130]

Beobachtungen, dass zahlreiche parodontale Keime starke Produzenten von VSC sind und dass VSC in parodontalen Taschen nachweisbar sind (und eine Rolle in der Pathogenese spielen könnten), lassen einen Zusammenhang zwischen Halitosis und parodontalen Erkrankungen vermuten.[143] Die vorrangige Bedeutung der Zungenmikroflora bei der Entstehung von Halitosis wurde jedoch durch quantitative Messungen eindeutig belegt.[11, 170, 205, 212]

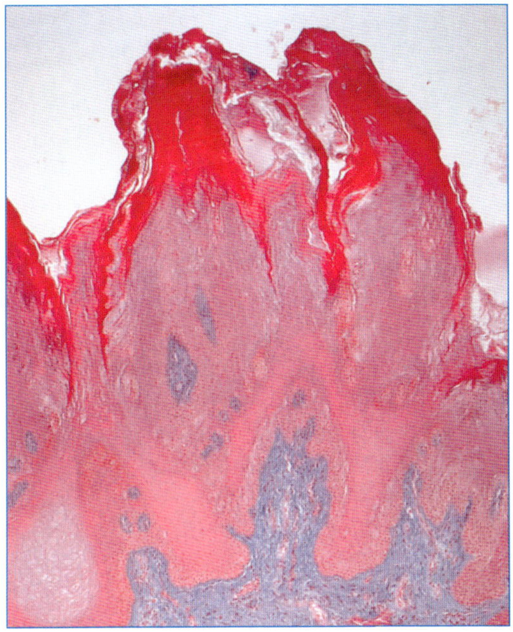

Abb. 3.1 Histologische Darstellung der Zungenoberfläche.

3.3 Die Zungenmikroflora

Die Zunge mit ihrer großen Oberfläche und der besonderen Papillenstruktur stellt eine einzigartige ökologische Nische in der Mundhöhle dar (Abb. 3.1). Sie kann größere Mengen Debris zurückhalten und eine enorme Bakterienpopulation beherbergen. Die Zunge wird deshalb als eine reiche Quelle für Halitosis angesehen (Abb. 3.2 und 3.3). Über die Organisation der Zungenflora ist relativ wenig bekannt. Es wird jedoch angenommen, dass sie eine Art Biofilm bildet. Schon frühe kulturelle Studien der Zungenflora identifizierten neben Streptokokken und *Actinomyces*-Arten regelmäßig eine Reihe von strikt anaeroben Bakterien (*Porphyromonas-, Prevotella-, Bacteroides-, Fusobacterium-, Peptococcus-, Peptostreptococcus*-Arten). Aber auch Enterobakterien (wie *Klebsiella pneumoniae, Klebsiella oxytoca* und *Enterobacter cloacae*) wurden isoliert.[49, 51, 58] In einigen Studien wurden keine signifikanten Unterschiede bezüglich anaerober Bakteriengruppen zwischen Halitosis-Patienten und anderen Probanden gefunden, mit Ausnahme der schwarzpig-

Abb. 3.2 Mikroskopische Präparate von Zungenbelag nach Gramfärbung:

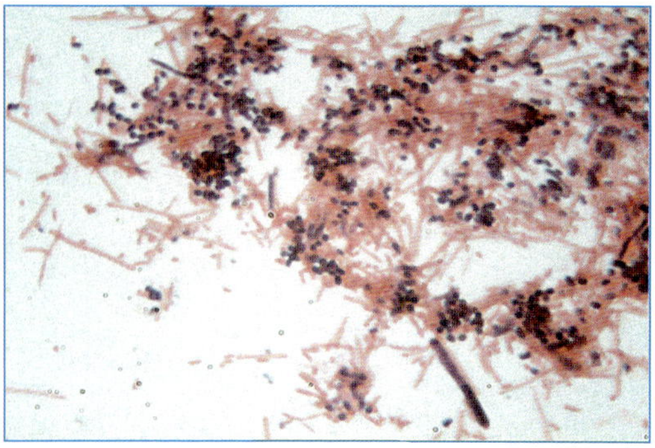

Abb. 3.2a Überwiegend große gramnegative, teilweise fusiforme Stäbchenbakterien sowie grampositive Kokken und Stäbchen.

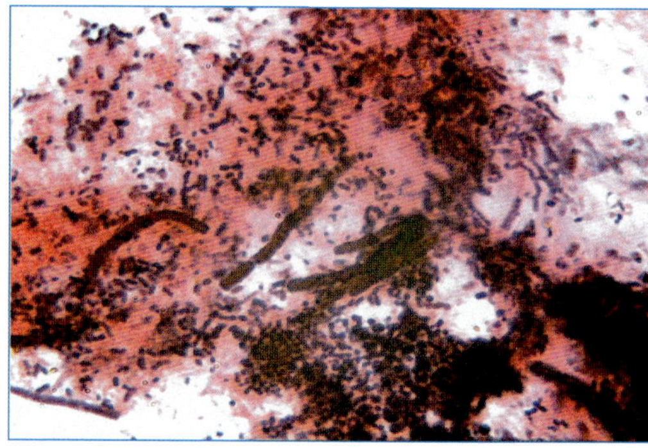

Abb. 3.2b Überwiegend gramnegative und -positive Kokken und kurze Stäbchen sowie große Pilzzellen.

Abb. 3.3 Anaerobe Kulturen von Zungenbelag auf Blutagarplatten zeigen die enorme Bakterienzahl und die Artenvielfalt:

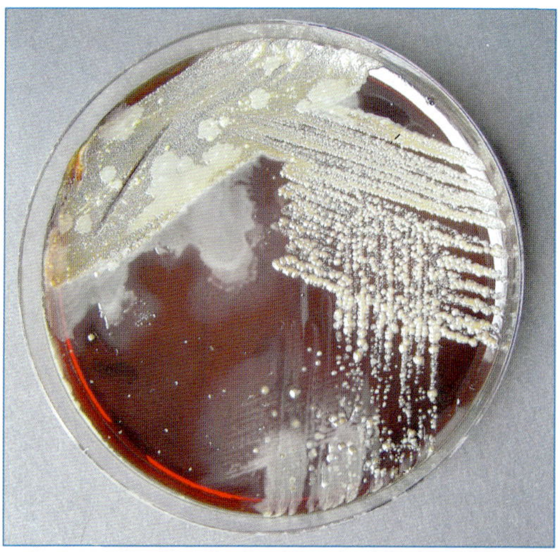

Abb. 3.3a Fraktioniert ausgestrichen wird ein Konzentrationsgradient von oben links (dichtes Wachstum) nach unten rechts erreicht, so dass dort einzelne Kolonien zu erkennen sind. Die Schlieren sind durch stark bewegliche Bakterien entstanden, die sich auf der Agaroberfläche ausgebreitet haben.

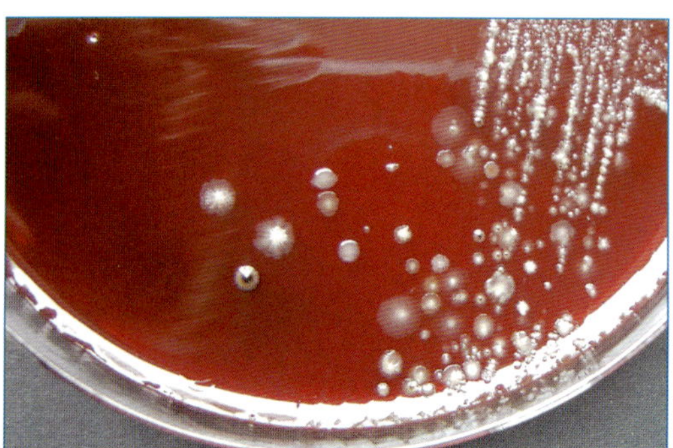

Abb. 3.3b In diesem Ausschnitt sind mindestens sieben verschiedene Kolonieformen zu erkennen, die verschiedenen Bakterienarten entsprechen können.

mentierten *Porphyromonas/Prevotella*.[58, 137] In anderen Studien überwog bei Halitosis-Patienten eine asaccharolytische Flora, aber vermutlich war nur ein geringer Anteil von weniger als einem Drittel der Zungenflora überhaupt kultivierbar und ein Teil der Isolate ließ sich mit konventionellen Methoden kaum identifizieren.[24,74] Mit der gleichen Methodik wurden aber schätzungsweise 80% der Bakterien in parodontalen Taschen kultiviert und identifiziert.[113]

Die Zunge wird bald nach der Geburt kolonisiert und auch anaerobe Keime (wie *Fusobacterium nucleatum*) werden schon vor der Zahneruption nachgewiesen.[80]

Mit Eruption der Milchzähne nimmt deren Zahl und Komplexität zu und auch Spirochäten wie *Treponema denticola* können isoliert werden.[81] Bei Vierjährigen mit Mundgeruch waren *Prevotella oralis* und *Prevotella melaninogenicus* im Vergleich mit Gleichaltrigen ohne Mundgeruch überrepräsentiert, was auf deren Beteiligung an Halitosis hindeuten kann.[126]

Durch molekulare, kulturunabhängige Methoden (Amplifikation der 16S rDNS durch die Polymerase-Ketten-Reaktion/PCR und Sequenzvergleich) wurden in der Mundhöhle über 500 Bakterienarten bzw. -phylotypen entdeckt.[6, 30, 84, 158, 127, 128]

Mit der gleichen Methodik wurde die Bakterienflora des Zungenrückens von elf Probanden (sechs mit, fünf ohne Halitosis) untersucht.[75] Ziel war es, die bakterielle Diversität der Zungenflora zu bestimmen und die häufigsten Bakterien auf dem Zungenrücken von Gesunden mit jenen von Halitosis-Patienten zu vergleichen. Durch die Analyse von ungefähr 750 Sequenzen wurden 92 verschiedene Bakterienspezies bzw. -phylotypen identifiziert, von denen nur 38 (40%) bekannten Arten zugeordnet wurden. Von den 54 übrigen Phylotypen waren 28 neu, d. h. sie waren bisher nicht in der Mundhöhle nachgewiesen worden. Bei Gesunden war *Streptococcus salivarius* vorherrschend, während dieser Keim typischerweise bei Halitosis-Patienten fehlte. Die restlichen, hauptsächlich von Gesunden isolierten Bakterien waren *Rothia mucilaginosa (Stomatococcus mucilaginosus)* und eine uncharakterisierte *Eubacterium*-Spezies. Die am stärksten mit Halitosis assoziierten Bakterien waren dagegen *Atopobium parvulum, Eubacterium sulci, Fusobacterium periodonticum, Solobacterium moorei* sowie je ein Phylotyp von *Dialister, Streptococcus* und vom nicht kultivierten Phylum TM7. Insgesamt zeigt diese Studie trotz kleiner Probandenzahl eine komplexe und spezielle Zungenflora mit etwa einem Drittel nur auf der Zunge vorkommenden Arten. Sie weist aber auch auf große interindividuelle Unterschiede hin.[75] Interessanterweise wurden die stark VSC bildenden Keime *P. gingivalis, T. forsythia* und *T. denticola* nicht nachgewiesen.

Bei einer gezielten Suche mit einer sensitiven und quantitativen PCR-Methode (real-time PCR) nach diesen drei parodontopathogenen Bakterien sowie *Prevotella intermedia* und *Prevotella nigrescens* auf dem Zungenrücken von 39 Probanden (29 mit, 10 ohne Mundgeruch) wurden tatsächlich auch alle nachgewiesen, *P. intermedia* mit dem höchsten, *T. forsythia* und *T. denticola* mit dem niedrigsten Mittelwert.[183] Von den fünf untersuchten Bakterien wies nur *T. denticola* einen höheren Anteil bei Halitosis-Patienten auf. Außerdem korrelierten die Anteile von *P. intermedia* und *P. nigrescens* mit der Schwefelwasserstoffkonzentration, jene von *P. gingivalis* und *P. nigrescens* mit der Methylmercaptankonzentration in der Atemluft, was zur Vermutung führte, dass diese fünf parodontopathogenen Bakterien einen maßgeblichen Beitrag zur VSC-Produktion leisten.[184]

In anaeroben Habitaten, wie Meeres- und Seesedimenten, treten die strikt anaeroben sulfatreduzierenden Bakterien als starke Schwefelwasserstoff-Produzenten in Erscheinung. *Desulfovibrio fairfieldensis* und die neue Spezies *Desulfomicrobium orale* wurden kürzlich aus parodontalen Taschen isoliert.[89] Aus Zungenbelag sind sie bisher nicht isoliert worden, allerdings wurde offenbar auch bislang nicht gezielt nach ihnen gesucht.

3.4 Bedeutung der Immunabwehr

Sekretorisches Immunglobulin A (sIgA) ist die wichtigste immunologische Komponente im Speichel und kann die Bakterienadhäsion an Schleimhaut und Zahnoberflächen hemmen.[208] Diese Wirkung ist relevant, denn durch Induktion einer spezifischen sIgA-Antwort gegen *Streptococcus mutans* konnte in Tierversuchen Karies reduziert werden.[110, 186] Ein weiterer, indirekter Hinweis auf die Wichtigkeit von sIgA ist die Tatsache, dass eine Vielzahl oraler Bakterienisolate eine sIgA spezifische Protease sezerniert.[76]

Die Bedeutung der sIgA für die Entwicklung der oralen Normalflora wurde in B-Zell-defizienten Knockout-Mäusen untersucht, die keine sIgA produzieren.[101] Die Entwicklung der oralen Mikroflora und der Anteil der wichtigsten Bakteriengruppen waren aber nicht signifikant verschieden von jenen bei normalen Kontrollmäusen. Die sIgA scheinen also keine große Rolle bei der Regulation der oralen Normalflora bei Mäusen zu spielen.[101] Bei Patienten mit Mundgeruch wurden kürzlich sIgA-Konzentrationen im Speichel gemessen.[61] Dabei wiesen die Patienten mit nur leichtem Zungenbelag die höchsten sIgA-Konzentrationen auf, darunter einen bedeutenden Anteil an Antikörpern gegen Streptokokken. Ob, wie die Autoren vermuten, sIgA den Zungenbelag und insbesondere die initiale Besiedlung mit Streptokokken beeinflusst, müsste wohl in longitudinalen Studien bestätigt werden, bevor an einen therapeutischen oder präventiven Einsatz von sIgA bei Halitosis gedacht werden kann.

3.5 Kausale Therapieansätze

Der Zungenbelag enthält neben Bakterien auch Blutkomponenten und abgeschilferte Epithelzellen, die ein großes Reservoir an Nährsubstrat für Bakterien bilden. Durch mechanische Zungenreinigung wurde in einigen Studien eine bedeutende, wenn auch nur vorübergehende Reduktion der Gesamtbakterienzahl oder von spezifischen Bakterien erreicht,[18, 24] in anderen Untersuchungen hingegen nicht.[108, 137]

Möglicherweise ist die regelmäßige Reduktion der Eiweißsubstrate der wesentlichere Beitrag zur Halitosis-Therapie als die Erniedrigung der Bakterienzahl.[140]

Eine eiweißreiche Diät verstärkt kaum direkt die Halitosis, da die Verweildauer im Mund zu kurz sein dürfte. Es wird jedoch indirekt die Konzentration von Aminosäuren und Peptiden im Serum und damit im Speichel erhöht. Aus der Beobachtung, dass Kleinkinder mit Halitosis kariesfrei waren, während Altersgenossen ohne Mundgeruch höhere Kariesprävalenz aufwiesen, wurde vermutet, dass das Verhältnis von Zucker und Eiweiß in der täglichen Nahrung Halitosis beeinflusst.[126] In vitro wurde durch Glukose eine Verschiebung einer VSC produzierenden Flora zu einer geruchsarmen Flora induziert.[79] In vivo ist aber bei Einsatz vergärbarer Kohlenhydrate eine Karieszunahme als unerwünschter Nebeneffekt zu erwarten.

Eine ganze Reihe antimikrobieller Wirkstoffe scheint grundsätzlich zur Therapie von Halitosis geeignet, sofern deren Wirkung über einen längeren Zeitraum aufrechterhalten werden kann.[33] Dabei sollte allerdings das natürliche Gleichgewicht der oralen Mikroflora nicht gestört werden, keine bakteriellen Resistenzen entstehen und keine Kolonisierung durch exogene Mikroorganismen ermöglicht werden.[102] Chlorhexidin ist das wirksamste Mittel zur oralen Plaquereduktion, führt aber bei Langzeitanwendung in den üblichen Konzentrationen (0,12% und 0,2%) zu unerwünschten Nebenwirkungen, wie Zahn- und Zungenverfärbungen sowie Geschmacksirritationen.[33, 146] Chlorhexidin allein oder in Kombination mit anderen antimikrobiellen Wirkstoffen führt in vivo innerhalb von Stunden zu einer generellen Reduktion der kultivierbaren Bakterien um 80–90% im Zungenbelag und um über 90% in der Mundflüssigkeit, sowie zu einer analogen Reduktion der Schwefelwasserstoff bildenden Bakterien.[147, 176, 177] Auch wenn diese Unterschiede bezüglich Bakterienzahl statistische Signifikanz erreichten, müssen sie nicht auch klinisch signifikant sein. Einerseits erreichen die Bakterienzahlen bald wieder das ursprüngliche Niveau, anderseits ist die Wirkung von antimikrobiellen Stoffen auf Bakterien in einem Biofilm (Zahnplaque, Zungenbelag) unter Umständen wesentlich geringer als auf planktonisch, d. h. einzeln lebenden (z. B. in der Mundflüssigkeit) Formen.[45, 173]

3.6 Ausblick

Die Mikroflora des Zungenrückens ist sicher die Hauptursache von Halitosis. Einige der starken Produzenten von geruchsaktiven flüchtigen Schwefelverbindungen und Diaminen sind heute gut charakterisiert.[94] Die Komplexität der Zungenflora ist enorm, und ebenso groß ist vermutlich auch die interindividuelle Variation. Deshalb sind unsere Kenntnisse über die Struktur des Biofilms und physiologische Interaktionen der beteiligten Bakterien noch relativ gering.

Ein wichtiger Schritt zur Untersuchung dieses mikrobiellen Konsortiums und der therapeutischen Möglichkeiten zur gezielten Elimination der jeweiligen hauptverantwortlichen Bakterien ist die Etablierung eines In-vitro-Systems. Ein Fließkammer-Modell mit rund 50% gramnegativen Anaerobiern und etwa einem Drittel Streptokokken sowie 2–3% H_2S-Bildnern ist entwickelt worden.[134] Letztere wurden durch Chlorhexidin reduziert und dadurch auch eine Verminderung der VSC-Produktion erreicht. Solche In-vitro-Systeme könnten nicht nur mikrobiologische Untersuchungen vereinfachen, sondern auch ein schnelles und billiges Screening neuer Therapeutika ermöglichen, also entscheidend zum Fortschritt in der Halitosis-Forschung beitragen.

Kapitel 4

Orale Ursachen

Andreas Filippi

Es ist eine weit verbreitete Ansicht bei Ärzten und Patienten, dass einer Halitosis pathologische Veränderungen des Magens oder der Tonsillen zugrunde liegen. Dies hat zur Folge, dass zahlreiche Halitosis-Patienten zunächst eine Gastroskopie oder eine Tonsillektomie über sich ergehen lassen, anstatt primär einen Zahnarzt aufzusuchen.[168] Zahlreiche Studien haben zeigen können, dass bei 85–90% aller Halitosis-Patienten der Geruch durch eine bakterielle Zersetzung organischen Materials in der Mundhöhle entsteht.[3, 26, 27, 28, 194, 197, 154, 168] Ursachen der Halitosis im hals-nasen-ohrenärztlichen Bereich sind vergleichsweise selten (etwa 5–8% aller Fälle), Ursachen im Magen-Darm-Bereich sogar sehr selten (etwa 1% aller Fälle).

Die flüchtigen Substanzen des Mundgeruchs entstehen intraoral durch den Metabolismus gramnegativer Bakterien, die vor allem Proteine mit schwefelhaltigen Aminosäuren verstoffwechseln (siehe Kapitel 3). Ein Großteil dieser Substanzen sind flüchtige Schwefelverbindungen (VSC = volatile sulphur compounds) wie Schwefelwasserstoff, Methylmercaptan und Dimethylsulfid.[130, 135, 151, 160, 194, 196, 201, 212]

Die häufigste orale Ursache für Mundgeruch ist der Zungenbelag (bis zu 51% aller oralen Ursachen,[29] gefolgt von Infektionen wie *Gingivitis, Parodontitis marginalis, Pericoronitis* oder *Candidiasis*, mangelnder Mundhygiene, multipler Karies und ungepflegtem herausnehmbarem Zahnersatz (Abb. 4.1-4.10).[21, 82, 142, 165, 174, 197, 212 165] Untersuchungen konnten jedoch zeigen, dass nicht jeder Patient mit schlechter Mundhygiene oder *Parodontitis marginalis* Mundgeruch hat.[11, 25, 112]

Karies bietet, ebenso wie freiliegendes nekrotisches Pulpagewebe, Oberflächenporositäten von Prothesen und Randspalten zahnärztlicher Restaurationen ideale Bedingungen für bakterielle Schlupfwinkel.[119]

Als direkte Ursache für Mundgeruch kommt Karies jedoch nicht in Betracht, da der mit Karies einhergehende niedrige pH-Wert eine Halitosis eher verringert.[77] Vielmehr ist bei multipler Karies die korrespondierende schlechte Mundhygiene für den Geruch verantwortlich.[78] Bei *Parodontitis marginalis* hingegen besteht ein direkter Zusammenhang zwischen der Anzahl und Tiefe parodontaler Taschen und der Stärke von Mundgeruch.[21, 111, 114, 174, 212, 213]

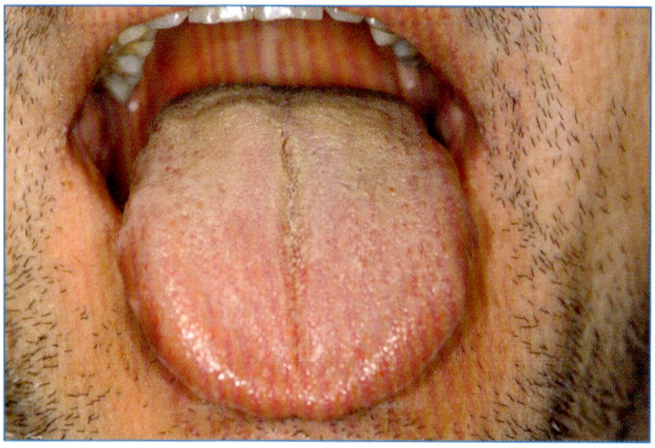

Abb. 4.1 Diskreter Zungenbelag im mittleren und dorsalen Zungendrittel.

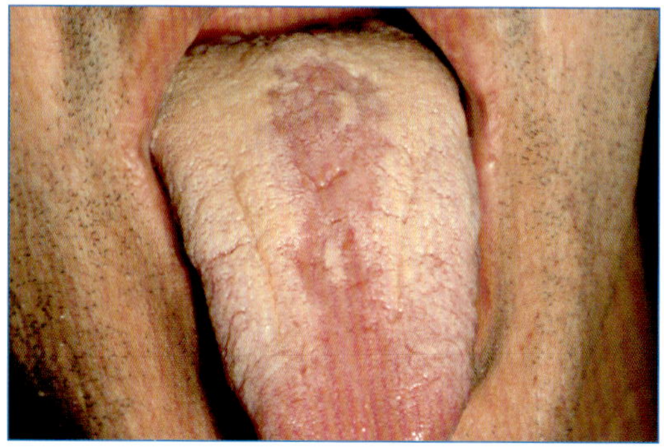

Abb. 4.2 Deutlicher Zungenbelag lateral und dorsal.

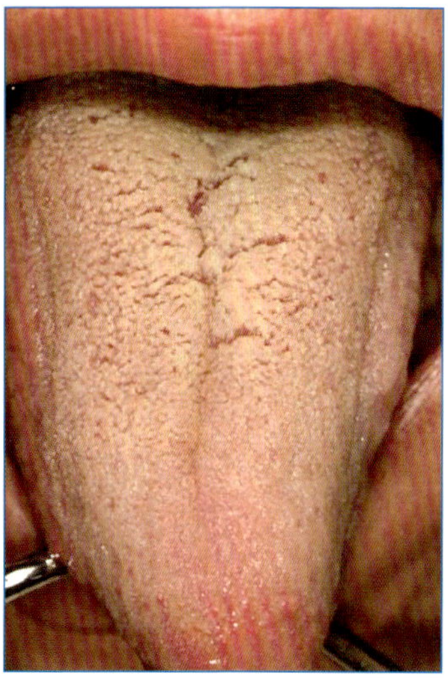

Abb. 4.3 Flächendeckender Belag mit Ausnahme der Zungenspitze.

Nach zahnärztlich-chirurgischen Eingriffen kommt es durch die reduzierte Mundhygiene und durch eine geringere Kauaktivität mit simultan vermindertem Speichelfluss zum Anstieg der Bakterienzahl bei gleichzeitig erhöhtem Substratangebot (Blut, Entzündungsexsudat). Dies provoziert häufig einen temporären postoperativen Mundgeruch.[155] Seltenere orale Ursachen für Halitosis sind eine nekrotisierende *Gingivitis*, eine granulomatöse Proliferation oder Ulzeration, eine akute herpetische *Gingivostomatitis*, persistierendes Zahnfleischbluten bei Veränderungen des Blut-

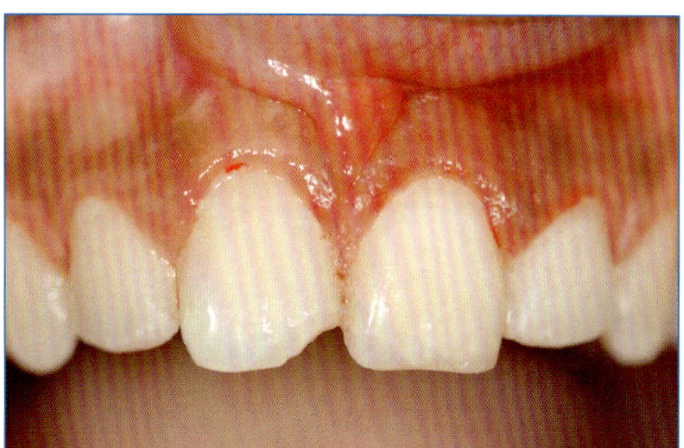

Abb. 4.4 *Gingivitis.*

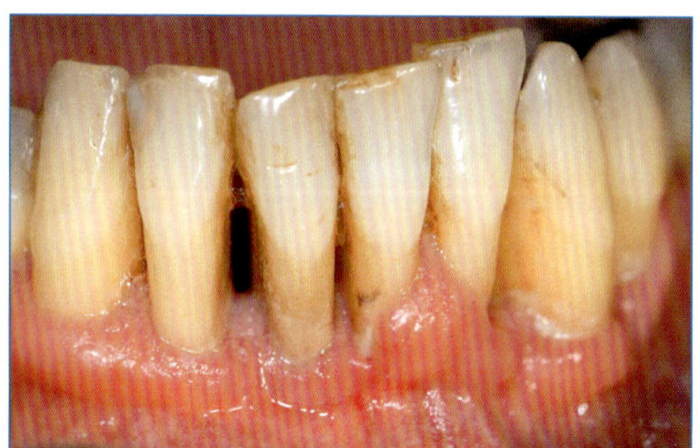

Abb. 4.5 *Parodontitis marginalis.*

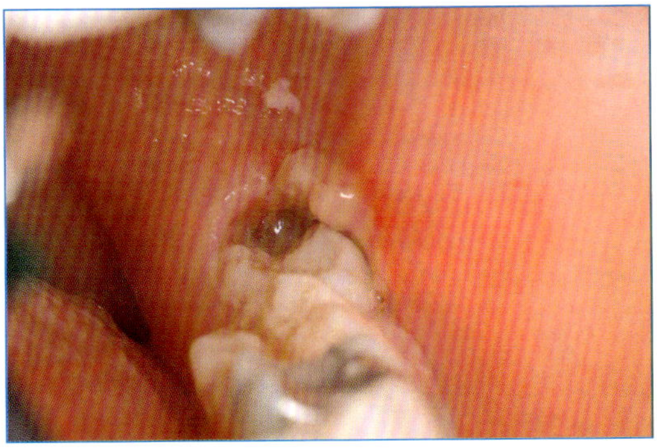

Abb. 4.6 Akute *Pericoronitis.*

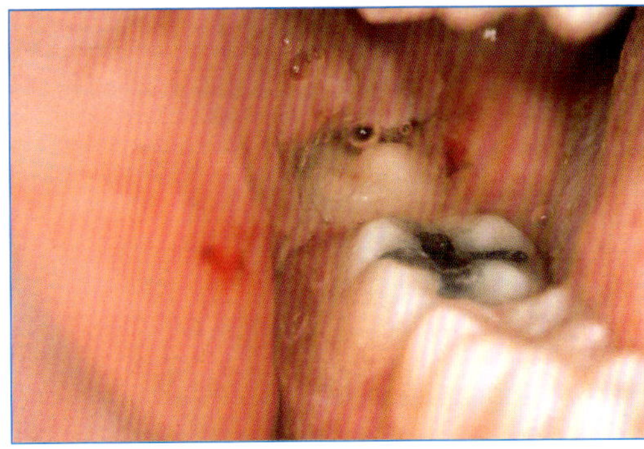

Abb. 4.7 Akute *Pericoronitis* mit Pusentleerung.

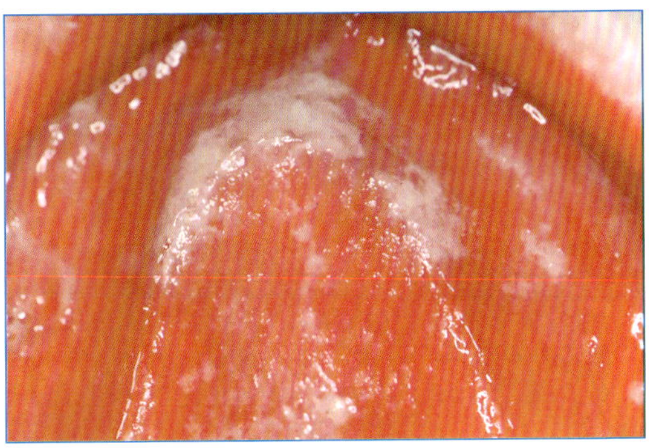

Abb. 4.8 *Candidiasis* des Oberkiefers.

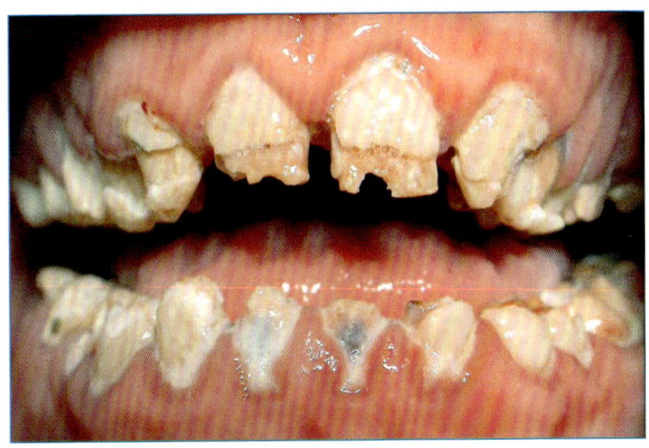

Abb. 4.9 Multiple Karies bei mangelhafter Mundhygiene.

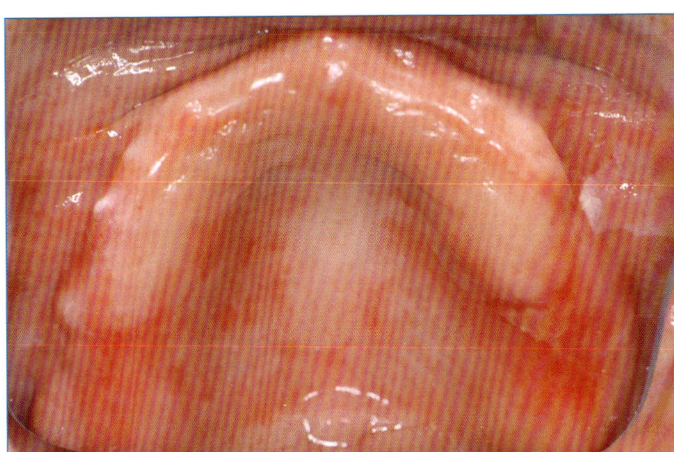

Abb. 4.10 Schmerzhafte Veränderungen der Oberkieferschleimhaut durch ungepflegte Prothesenunterseite.

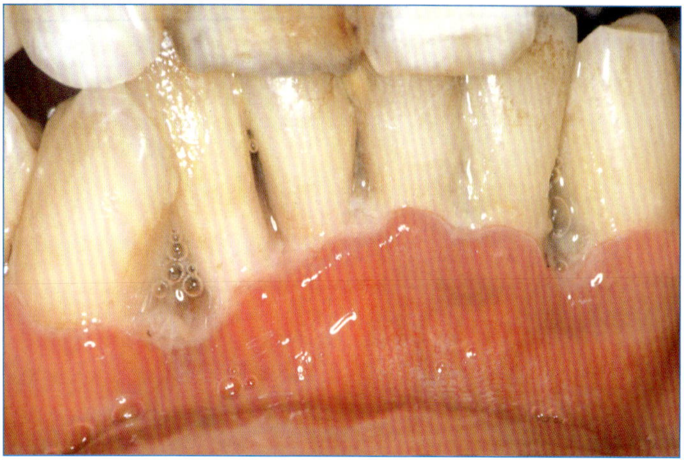

Abb. 4.11 Nekrotisierende und ulzerierende *Gingivitis*.

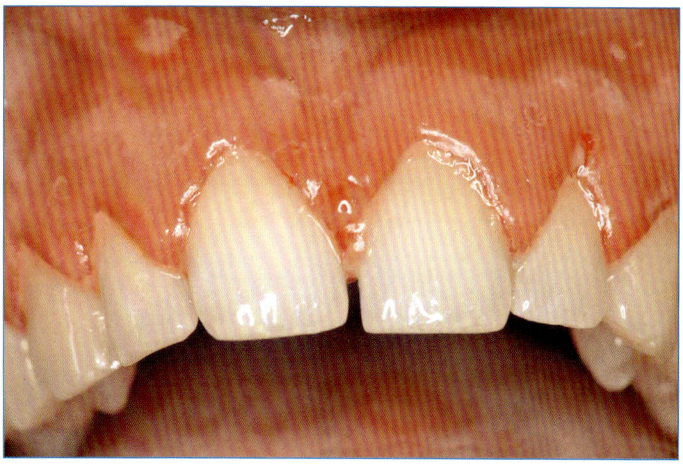

Abb. 4.12 *Gingivostomatitis herpetica*.

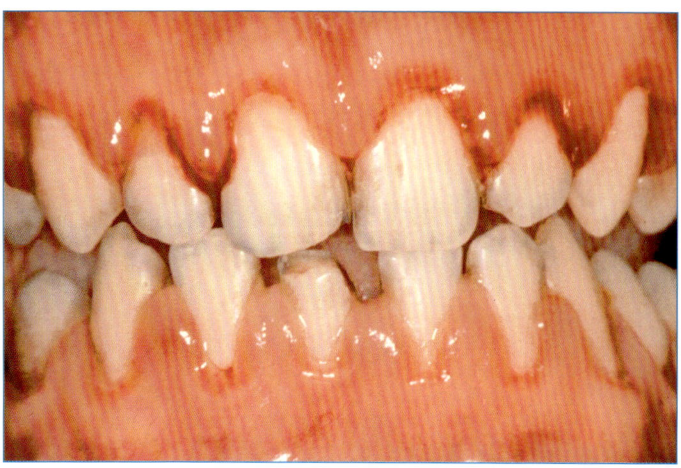

Abb. 4.13 Spontane Gingivablutungen bei Leukämie.

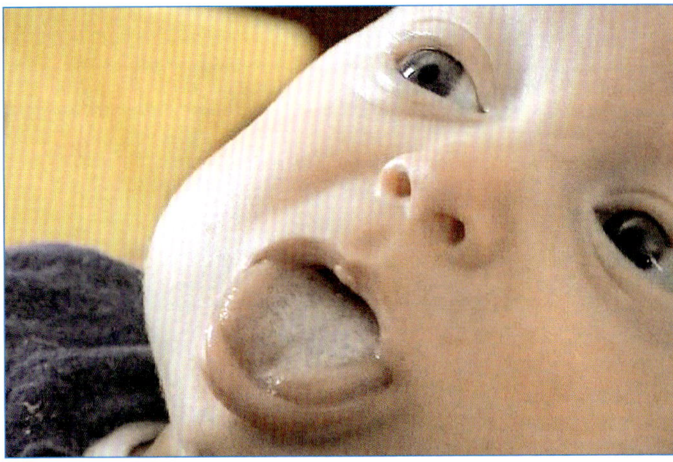

Abb. 4.14 Typischer temporärer Zungenbelag bei Babys.

bildes oder unkontrollierter *Diabetes mellitus* (Abb. 4.11-4.13).[119]

Etwa 60% aller oralen Mikroorganismen befinden sich auf der Zunge: Sie ist das größte Bakterienreservoir der Mundhöhle und dadurch eine der Hauptursachen von Mundgeruch.[24, 46, 47, 68, 212] Der Zusammenhang zwischen Zungenbelag und Halitosis ist belegt.[11, 25, 58, 60, 72, 111, 211] Ausnahmen sind Babys, die durch die fehlende Selbstreinigung (Nahrung, Schneidekanten der Frontzähne) häufig Zungenbelag haben, jedoch aufgrund der erst beginnenden mikrobiologischen Besiedlung der Mundhöhle noch kaum flüchtige Schwefelverbindungen produzieren (Abb. 4.14). Morphologische Abweichungen bzw. Normvarianten der Zungenoberfläche wie *Exfoliatio areata linguae (Lingua geographica)*, *Lingua plicata* oder *Lingua villosa* führen ebenfalls nicht zwangsläufig zu stärkerem Mundgeruch (Abb. 4.15-4.21), können diesen jedoch begünstigen.[155]

Neben den direkten oralen Ursachen gibt es Faktoren, die eine orale Entstehung von Halitosis begünstigen. Mundatmung, Schnarchen oder zu wenig Trinken führen zu einer reduzierten Befeuchtung der Mundschleimhaut. Medikamente wie Anticholinergika, Antidepressiva, Antipsychotika, Antihypertensiva und Antiparkinsonmittel[31] können über eine Reduktion der Speichelfließrate Halitosis begünstigen (Abb. 4.22). Bei der hormonellen Umstellung in den Wechseljahren und unter emotionalem Stress wird gehäuft das Auftreten von Mundgeruch beobachtet.

Halitosis kann auch durch den Austritt gasförmiger, geruchsbildender Substanzen aus dem Blut in die Lunge und somit in die Atemluft entstehen. Abbauprodukte (beispielsweise Dimethylsulfid) mancher Medikamente werden direkt über die Lunge ausgeatmet und begünstigen auf diese Weise Halitosis.[32, 96, 135, 162, 198] Eine selektive Ernährung, wie beispielsweise die Atkins-Diät, führt zur Abatmung von Ketonkörpern durch die Lunge und begünstigt ebenfalls Halitosis. Bei Alkoholabusus entsteht ein typischer Aldehydgeruch.

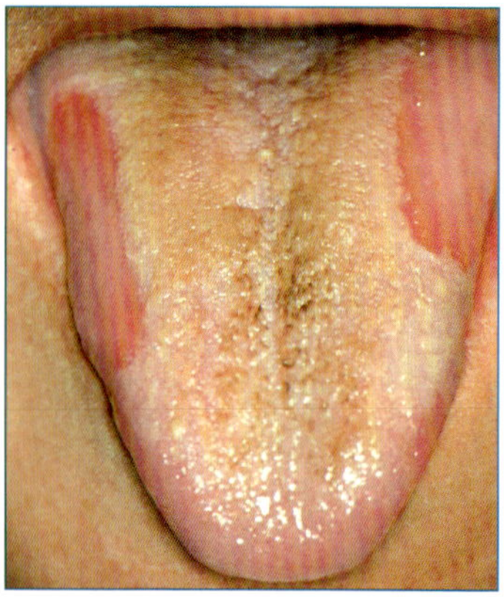

Abb. 4.15 *Exfoliatio areata linguae* (*Lingua geographica*, Landkartenzunge).

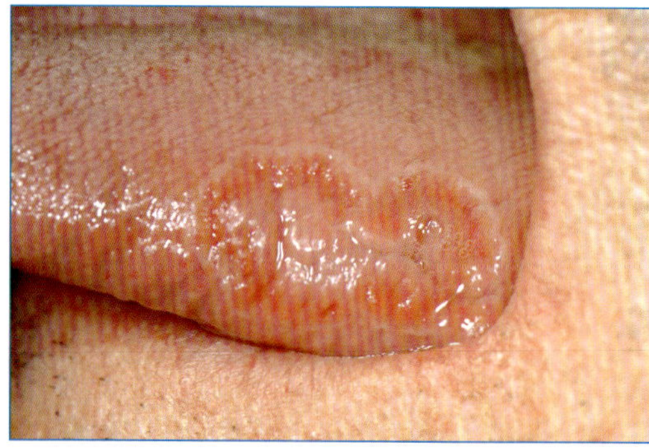

Abb. 4.16 *Exfoliatio areata linguae* (*Lingua geographica*, Landkartenzunge).

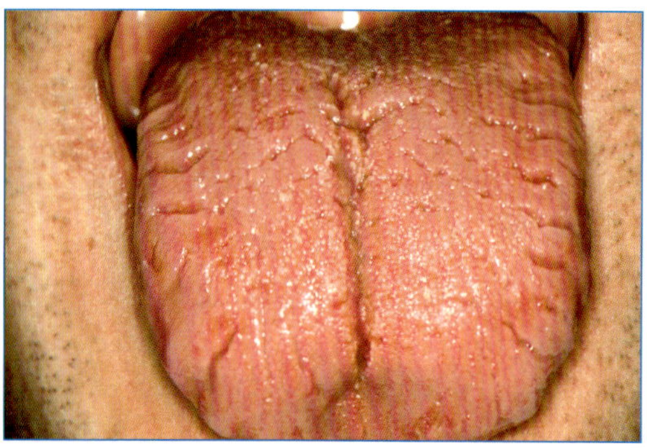

Abb. 4.17 *Lingua plicata* (Faltenzunge).

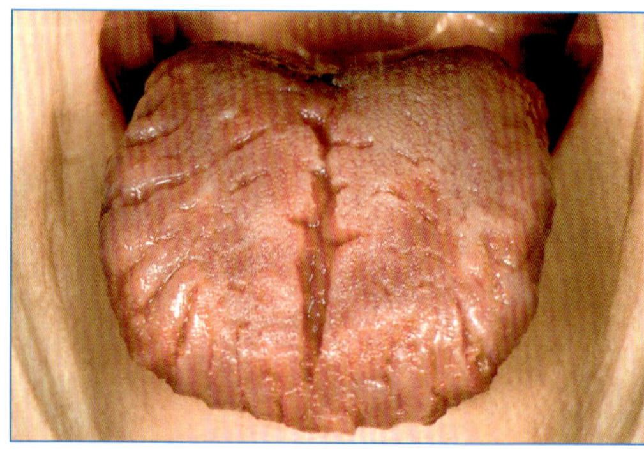

Abb. 4.18 *Lingua plicata* (Faltenzunge).

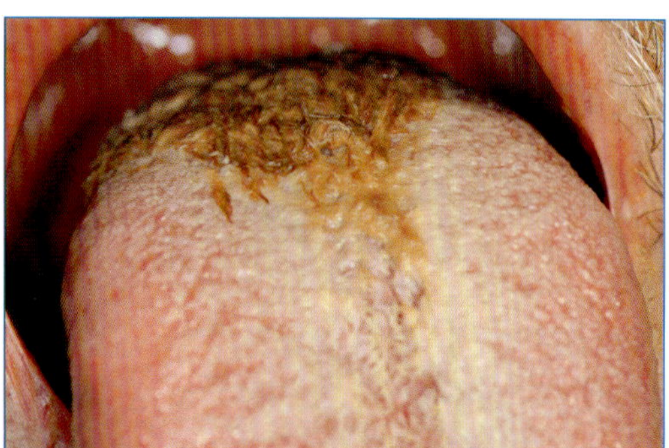

Abb. 4.19 *Lingua villosa nigra* (schwarze Haarzunge) im dorsalen Drittel der Zungenoberfläche.

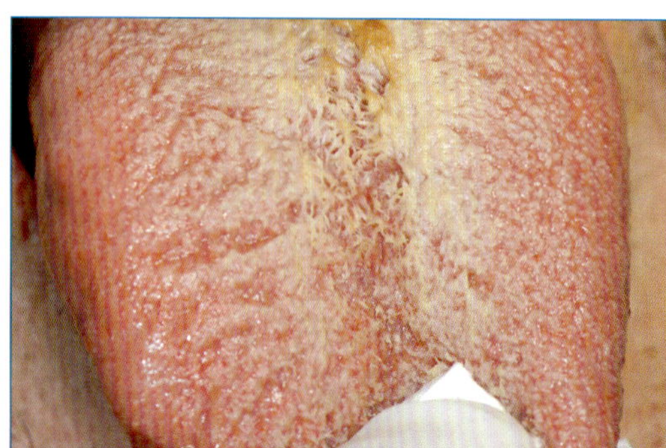

Abb. 4.20 *Lingua villosa* (Haarzunge) im mittleren Drittel der Zungenoberfläche (Übersicht).

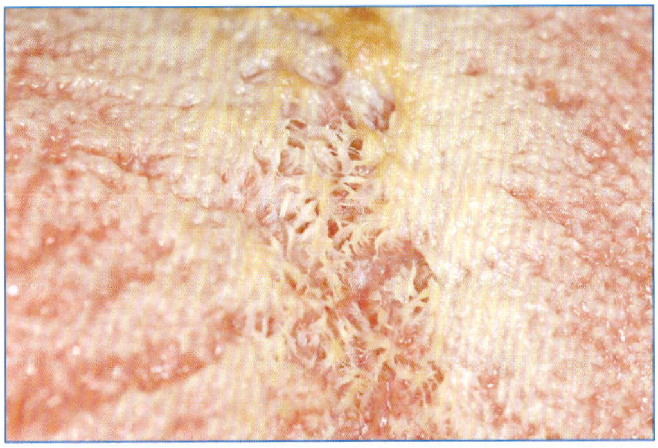

Abb. 4.21 *Lingua villosa* (Haarzunge) im mittleren Drittel der Zungenoberfläche (Ausschnittsvergrößerung).

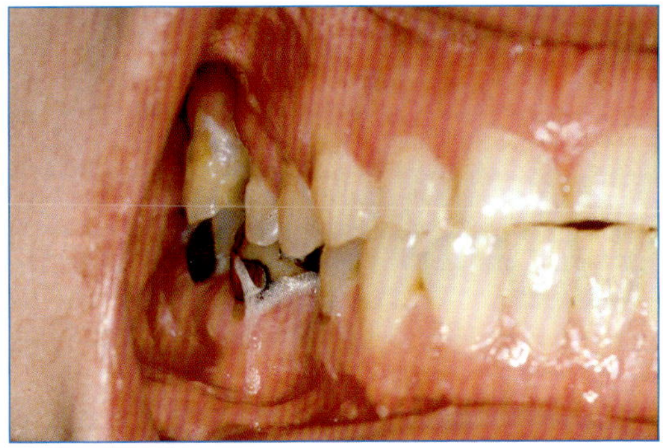

Abb. 4.22 Deutliche Veränderung der Speichelmenge und -viskosität unter Chemotherapie.

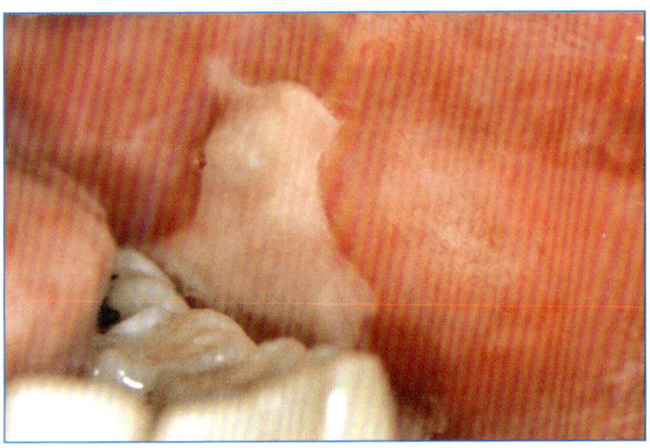

Abb. 4.23 Veränderung der Wangenschleimhaut beim *Graft Versus Host Disease* nach Leukämie, Chemotherapie und Stammzelltransplantation.

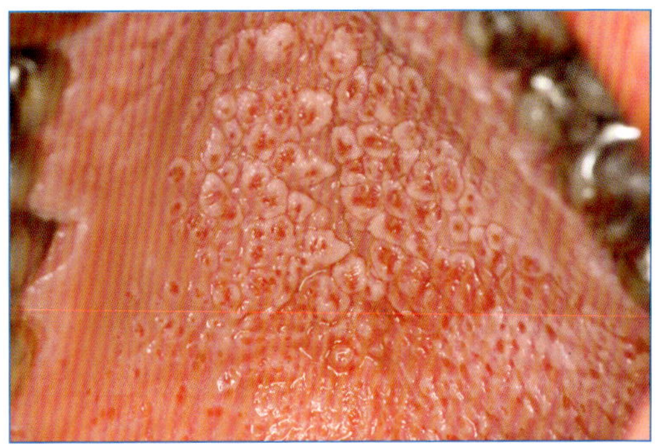

Abb. 4.24 *Leukokeratosis nicotinica palati* (Raucherleukokeratose).

Nach Konsum von Knoblauch sind Allyl-Methyl-Sulfide für den typischen Geruch verantwortlich. Dieser entsteht jedoch erst nach 30 Minuten, hält dafür aber bis zu 72 Stunden an.[115, 180] Der Konsum von Zwiebeln oder Kaffee kann ebenfalls Mundgeruch auslösen. Halitosis entsteht auch durch längeres Fasten, wofür nicht nur der reduzierte Speichelfluss verantwortlich ist: Zusätzlich entsteht, ähnlich wie nach dem Aufwachen am Morgen, nach zahnärztlich-chirurgischen Eingriffen oder bei *Anorexia nervosa*, ein alkalischer pH-Wert im Mund, der Halitosis begünstigt.[69] Einige Chemotherapeutika (beispielsweise 5-Fluorouracil, Bleomycin oder Methotrexat) bewirken eine Neutropenie; daraus resultierende intraorale Ulzerationen und/oder Gingivitis können zu Mundgeruch führen (Abb. 4.23).[96] Schließlich kann auch die Einnahme von Antibiotika durch eine Verschiebung des mikrobiologischen Spektrums in der Mundhöhle Mundgeruch begünstigen.

Das Rauchen hat für die Entstehung von Halitosis zwei unterschiedliche Bedeutungen. Tabakrauch produziert einen charakteristischen Mundgeruch, den so genannten Smokers-Breath (Abb. 4.24).[5, 16, 17] Dieser entsteht durch das Ausatmen zuvor resorbierter Rauchanteile, welche über die Blutbahn zurück in die Lunge kommen[153] und durch das Ausatmen von Tabakbestandteilen, die sich in den Schleimhäuten der Atemwege abgelagert haben[164]. Durch einen höheren Anteil an Schwefelverbindungen haben Zigarren- und Pfeifenraucher meist einen ausgeprägteren Smokers-Breath.[5] Auch bei Passivrauchern können leichte Formen beobachtet werden.[17, 153] In den meisten Studien konnte jedoch kein direkter Zusammenhang zwischen Rauchgewohnheiten und Mundgeruch festgestellt werden, obwohl Tabakrauch für Halitosis verantwortliche VSC enthält.[174] Teilweise wurde sogar eine Hemmung von Mundgeruch beobachtet.[112, 114] Rauchen reduziert jedoch auch den Speichelfluss und den Stoffwechsel der Gingiva,[119] was die Entstehung von Gingivitis und Parodontitis mit nachfolgender Halitosis begünstigt.[212]

Kapitel 5

Nicht-orale Ursachen

J. Thomas Lambrecht

Neben oralen Ursachen, die etwa 90% aller Ursachen für Halitosis ausmachen, gibt es einen einstelligen Prozentsatz nicht-oraler Ursachen. Der Geruch entsteht nicht in der Mundhöhle, sondern in unmittelbar daran angrenzenden oder auch in weiterer Nachbarschaft liegenden anatomischen Strukturen. Nicht-orale Ursachen beinhalten auch einen Geruch als Ausdruck einer systemischen Erkrankung. Als anatomische Strukturen für Halitosis-Ursachen sind kraniokaudal absteigend die Nase, der Epipharynx, der Pharynx, der Hypopharynx, der Larynx, die Trachea mit dem Bronchialsystem und der Ösophagus bzw. der Gastrointestinaltrakt zu nennen. Entsprechend gliedern sich die Abschnitte des vorliegenden Kapitels.

Die häufigsten nicht-oralen Ursachen für Halitosis finden sich im hals-nasen-ohrenärztlichen Bereich. Sie machen etwa 5–8% aller Halitosis-Ursachen aus.[27, 28, 29] Im Gegensatz zu oralen Ursachen kann bei nicht-oraler Ursache der Geruch organoleptisch und instrumentell an Nase und Mund gleichermaßen festgestellt werden.

5.1 Nase

Bei einer chronischen *Rhinitis,* einer gängigen, unspezifischen oder spezifischen Schleimhauterkankung der Nasenhaupt-, eventuell auch der Nasennebenhöhlen, bedingt durch Bakterien oder Pilze, chronische, chemische oder physikalische Noxen (z. B. Metallstaub) kann es neben den bekannten Symptomen (Schniefen, *Rhinophonia clausa*, behinderte Nasenatmung) zur Bildung von zähflüssigem, klarem, weisslichem oder eitrigem, oft fötidem chronischem Nasenausfluss kommen (Abb. 5.1). Folge einer lang anhaltenden *Rhinitis,* die ggf. auch durch starke Luftverschmutzung, anhaltend hohe Ozonwerte oder nach Nasenspray-Abusus entsteht, kann eine atrophische *Rhinitis* sein (Synonyme: *Ozaena*, Stinknase). Symptome sind eine ausgetrocknete Nase mit störender Krustenbildung im Nasopharynx (Abb. 5.2). Die damit verbundene Geruchsbildung kann zur gesellschaftlichen oder familiären Isolation führen.[4]

Fremdkörper in der Nase können ebenfalls zur Geruchsentwicklung führen. So sind bei Kindern stecken gebliebene Erdnüsse oder Rosinen als entsprechende Ursache bekannt. Im Nasennebenhöhlenbereich stellt die chronische *Sinusitis* eine der

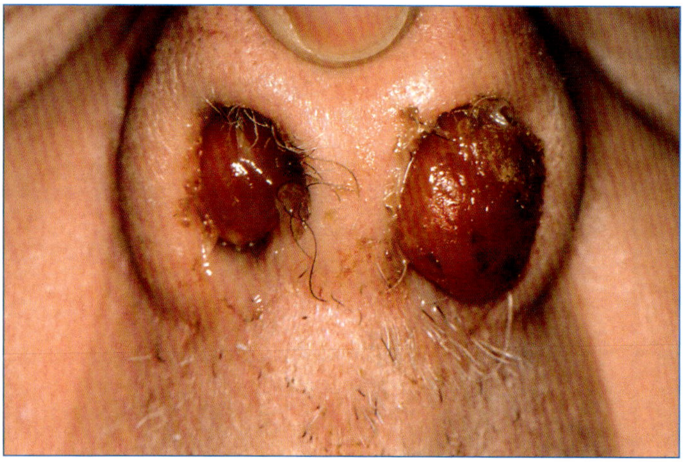

Abb. 5.1 *Polyposis nasi.*

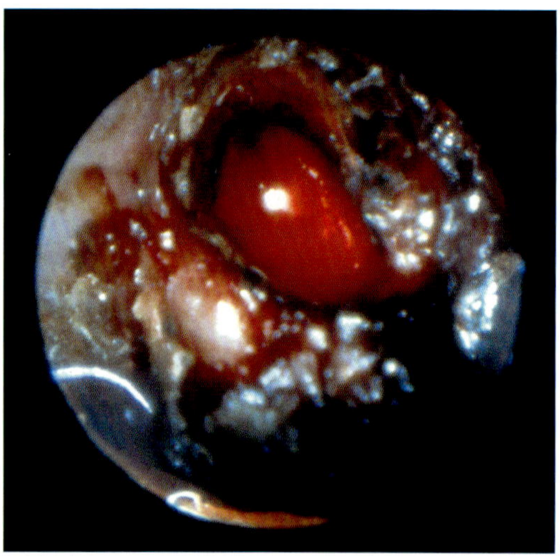

Abb. 5.2 *Ozaena, Rhinitis chronica sicca* (intranasale Endoskopie).

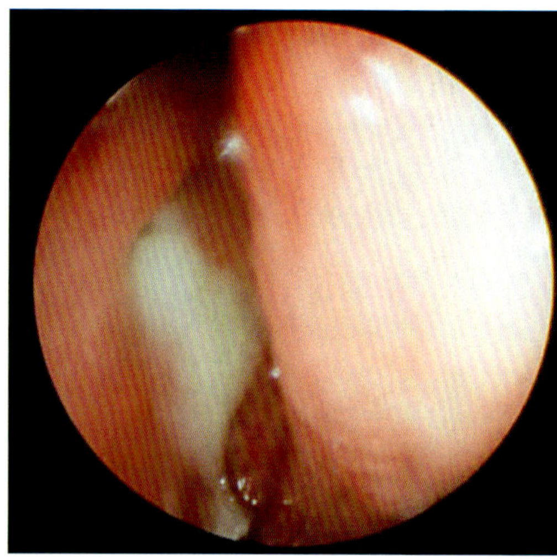

Abb. 5.3 *Sinusitis maxillaris* mit Pusabfluss (transnasale Endoskopie des Ostiums der Kieferhöhle).

häufigsten Ursachen für Mundgeruch dar.[27] Odontogene Sinusitiden sind dabei eher vertreten als rhinogene (Abb. 5.3).[155]

5.2 Epipharynx

Im Epipharynx lokalisierte Ursachen sind vor allem ausgedehnte Adenoide, die als zusätzlicher begünstigender Faktor für Halitosis zur Mundatmung führen können, das wesentlich seltener auftretende juve-

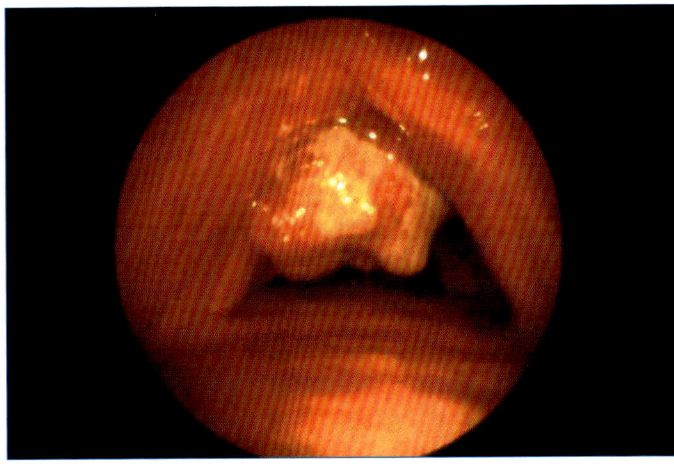

Abb. 5.4 Nasenrachenfibrom (intranasale Endoskopie).

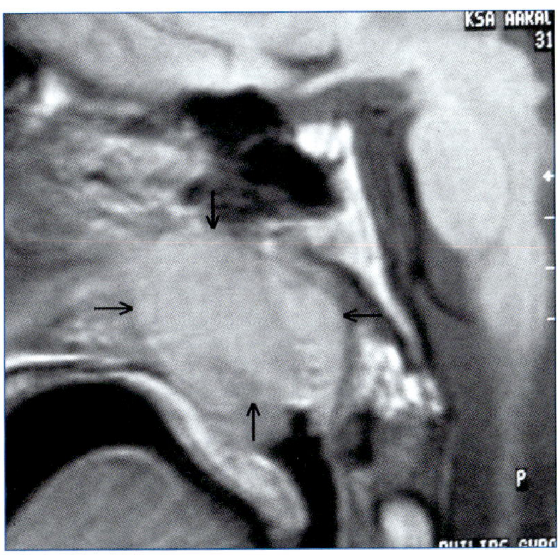

Abb. 5.5 Nasenrachenfibrom (Magnetresonanz-Tomografie mit Pfeil-Markierung der Tumorgrenzen).

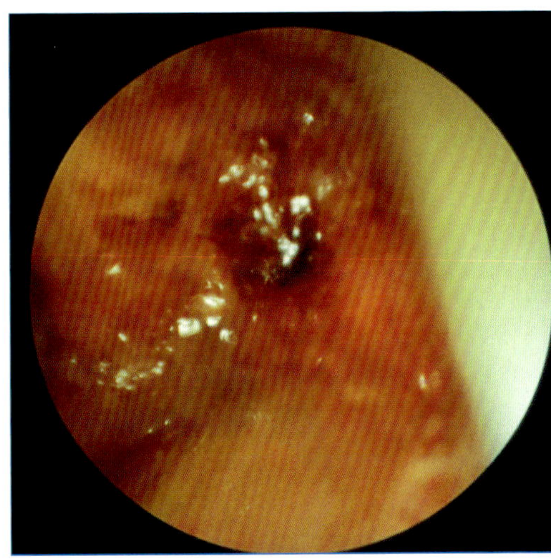

Abb. 5.6 Epipharynx-Karzinom (transnasale Endoskopie).

nile Nasen-Rachenfibrom (Abb. 5.4. und 5.5) oder auch das Epipharynx-Karzinom (Abb. 5.6) zu nennen.

5.3 Pharynx

Hier steht an erster Stelle die *Angina tonsillaris,* die bakterielle Entzündung der Gaumenmandeln, welche als *Angina follicularis* gelblich weiße Stippchenbildung und als *Angina lacunaris* grauweiße Beläge aufweist (Abb. 5.7). Es handelt sich in den meisten Fällen um bakterielle Ursachen (β-hämolysierende Streptokokken, Pneumokokken, Staphylokokken und Begleitflora). Dies kann durch den Zahnarzt klinisch einfach diagnostiziert werden. Bei bestehender Kieferklemme muss durch den Hals-Nasen-Ohrenarzt eine Spiegeluntersuchung bzw. eine endoskopische Inspektion zur Klärung der Diagnose vorgenommen werden. Bei entsprechender Therapie (lokale Antiseptika, systemische Antibiotika, evtl. Operation) durch den Hals-Nasen-Ohrenarzt wird auch der Mundgeruch beseitigt.

Chronische *Tonsillitis* (71%) und chronische *Sinusitis* (19%) sind die häufigsten nicht-oralen Ursachen (Abb. 5.8 und 5.9).[26, 38, 154] Beide werden vor allem bei älteren Patienten diagnostiziert. Die betroffenen Patienten berichten häufig über einen permanenten dorsalen Sekretabfluss (postnasal drip), der im Zusammenhang mit Halitosis für die Bildung von starkem Zungenbelag verantwortlich gemacht wird.[154]

Auch bei der wesentlich selteneren Diphtherie kann es zur Geruchsbildung (Azetongeruch) kommen. Dies ist vor allen Dingen in der Differenzialdiagnose zum Coma diabeticum bei *Diabetes mellitus* wichtig.

Der von den Tonsillen ausgehende Peritonsillarabszess ist ebenso wie die *Angina Plaut-Vincenti* zu den bakteriell bedingten Erkrankungen im Pharynxbereich zu zählen, welche Halitosis verursachen können. Als weitere Erkrankungen sind *Morbus Behçet* und Mononucleose zu nennen. Das Tonsillenkarzinom (Abb. 5.10–5.12) und das Zungengrundkarzinom (Abb. 5.13) sind Erkrankungen, die differenzialdiagnostisch berücksichtigt werden müssen. Prädisponierende Faktoren für Karzinome sind Rauchen, Alkohol und mangelhafte Mundhygiene, die alle wiederum begünstigende Faktoren für Mundgeruch sind.[7, 23, 50, 73, 95, 97, 104, 105, 106, 153, 154, 162, 169]

5.4 Hypopharynx

Sackartige Ausstülpungen der Hypopharynx-Schleimhaut durch eine Dehiszenz im *Killian`schen* Schleudermuskel können überwiegend bei älteren Männern zur Dysphagie führen, verbunden mit einer Regurgitation von unverdauten Speiseresten, welche sich im Divertikel angesammelt haben. Entsprechender Begleitgeruch besteht vor allen Dingen am Morgen. Bei Operation durch den Hals-Nasen-Ohrenarzt kann hier Beschwerdefreiheit erzielt werden.

5.5 Larynx

Die unphysiologische Erweichung des knorpeligen Kehlkopfeingangs mit „Ansaugen" der Epiglottis bei Inspiration wird als Laryngomalazie bezeichnet und führt zur Dysphagie. Ebenso wie bei der Tracheomalazie kann es zu Mundgeruch kommen.

Beim Larynx-Karzinom gilt die Heiserkeit und nicht die Halitosis als Frühsymptom, solange das Karzinom an den Stimmbändern lokalisiert ist (Abb. 5.14). Beim supraglottischen Karzinom (Abb. 5.15) fallen primär Schluckbeschwerden und klossige Sprache auf. Husten mit blutigem Auswurf und Halitosis zählen zu den Spätsymptomen.

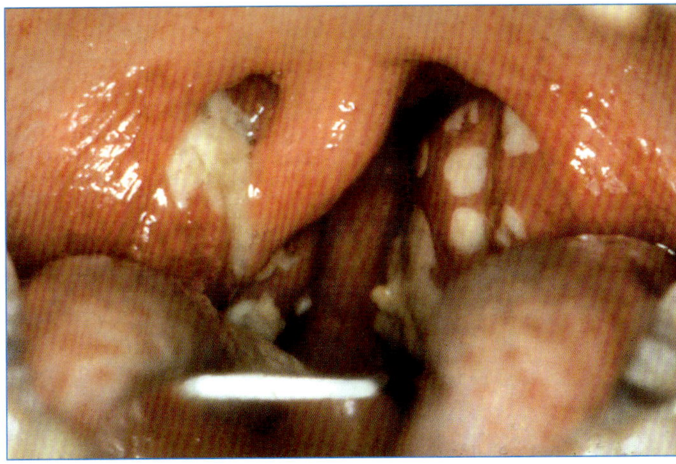

Abb. 5.7 *Angina tonsillaris.*

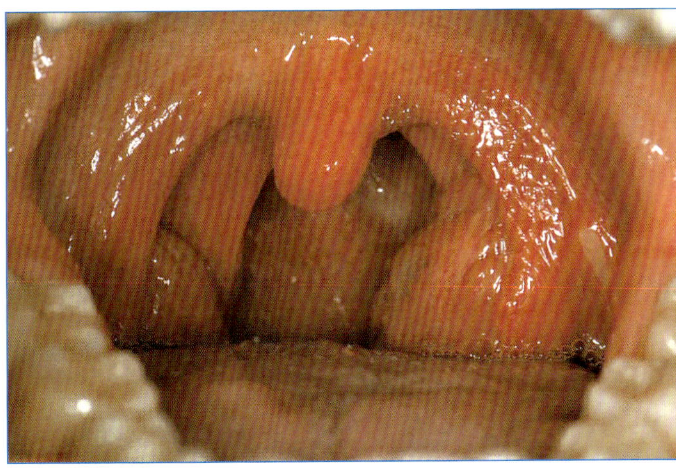

Abb. 5.8 Chronische *Tonsillitis.*

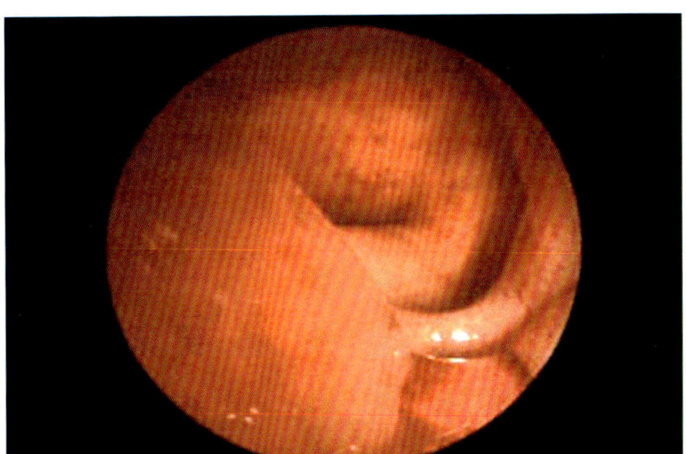

Abb. 5.9 Chronische *Sinusitis* (transantrale Endoskopie der Kieferhöhle).

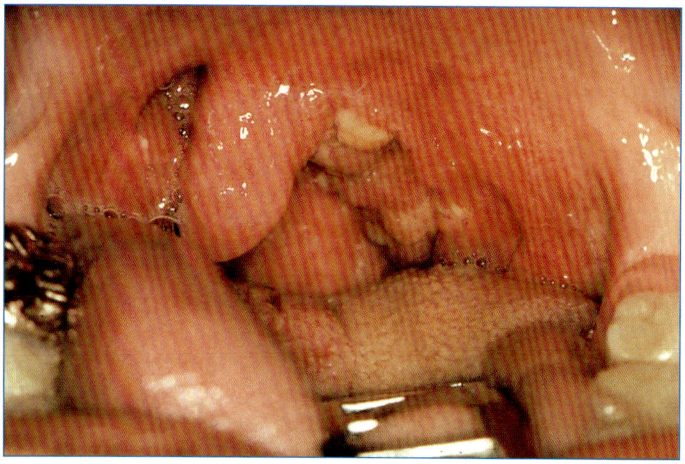

Abb. 5.10 Tonsillen-Karzinom (flächige Form).

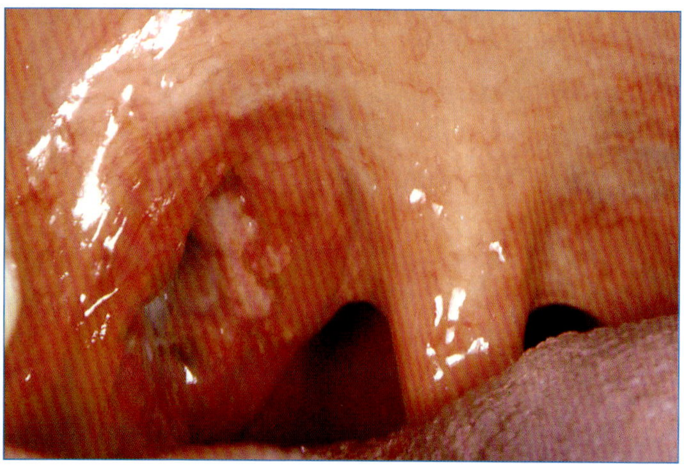

Abb. 5.11 Tonsillen-Karzinom (endophytisches Wachstum).

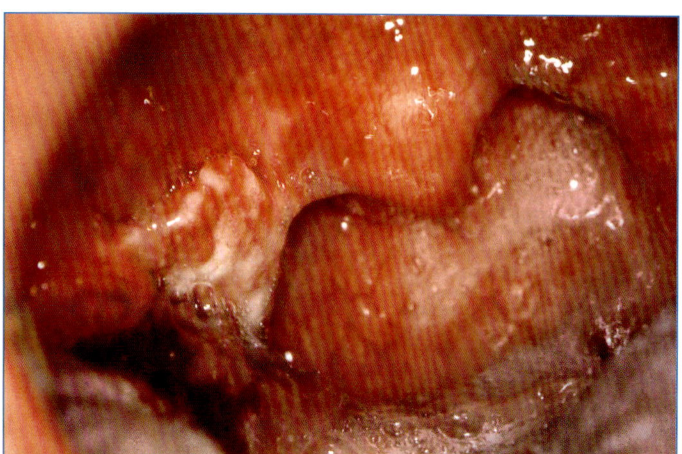

Abb. 5.12 Tonsillen-Karzinom (exophytisches Wachstum).

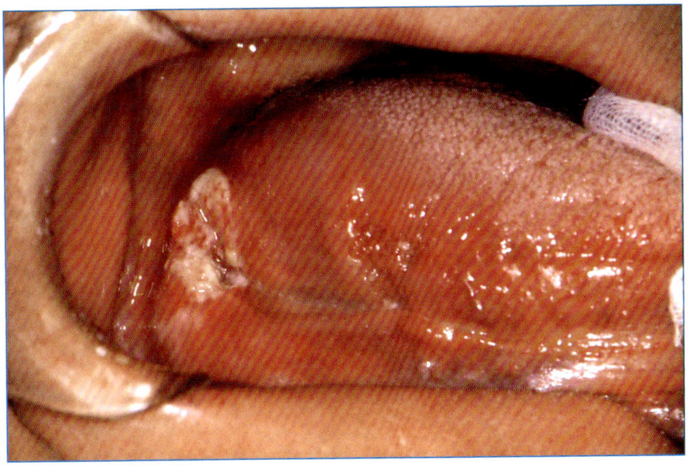

Abb. 5.13 Zungenrand/ Zungengrund-Karzinom.

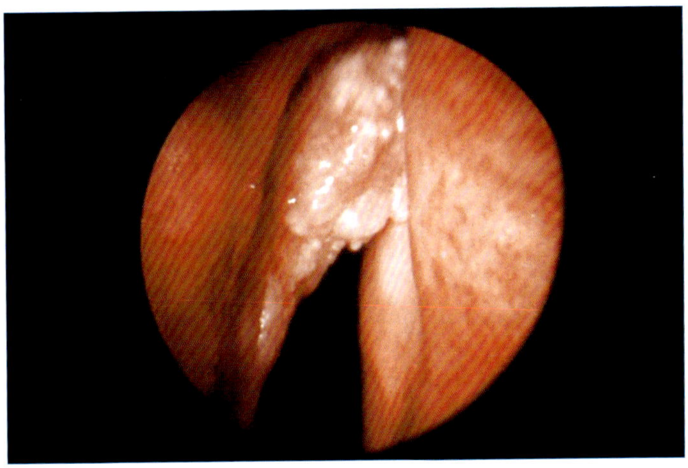

Abb. 5.14 Stimmlippen-Karzinom (transnasale Endoskopie der Stimmlippen).

5.6 Trachea, Bronchialsystem

Der *Foetor ex pulmone* ist bei sämtlichen benignen und malignen Neoplasien der Trachea und des Bronchialsystems ein mögliches zusätzliches Indiz für die Erkrankung. Primärsymptome sind hier aber auch andere: Chronischer Reizhusten, Fremdkörpergefühl, schleimig-blutiger Auswurf, Stridor. Zu den weiteren Ursachen des *Foetor ex pulmone* gehören die Bronchiektasie, der Lungenabszess und die Lungengangrän.

5.7 Ösophagus und Gastrointestinaltrakt

Gastrointestinale Ursachen für Halitosis sind entgegen der Meinung vieler Ärzte und Patienten selten: sie machen etwa 1% aller Ursachen aus. Bei einer Gastritis kann es zu Gasbildung mit säuerlichem Aufstoßen kommen, was Halitosis verursachen kann. Meist sind jedoch Magen und Intestinaltrakt so gut abgedichtet, dass nur bei Patienten mit Kardiainsuffizienz (insuffizi-

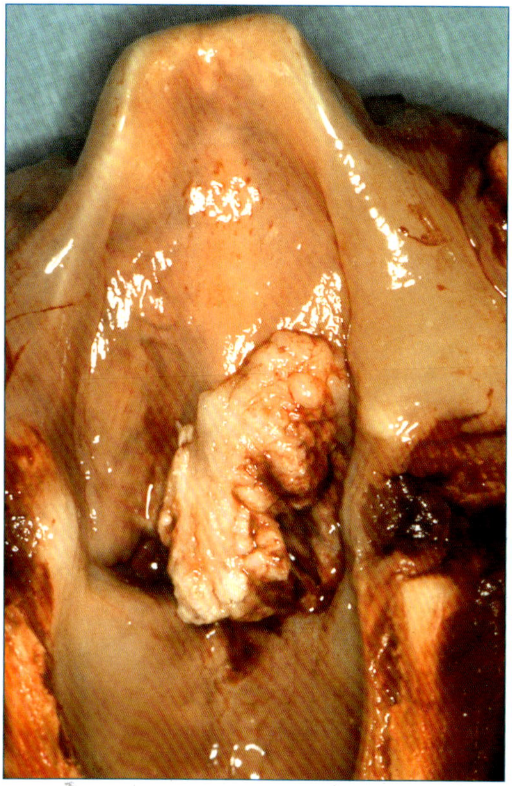

Abb. 5.15 Larynx-Karzinom (pathologisches Präparat).

ente Abdichtung des Mageneinganges), gastro-ösophagealem Reflux oder Divertikeln der Gastrointestinaltrakt als Ursache für Halitosis in Betracht kommt.[98, 179] Es konnte nachgewiesen werden, dass Frühstücken eine größere Reduktion an flüchtigen Schwefelverbindungen bewirkt als Zähneputzen, was auf physiologische, aber noch nicht gut untersuchte gastrointestinale Ursachen hindeutet.[180] Einige Autoren konnten eine Korrelation zwischen dem Auftreten von *Helicobacter pylori* und Halitosis sowie eine auf *H. pylori* ausgerichtete Antibiotikabehandlung beobachten.[65, 123, 189] Die Auswirkung solcher Medikation auf andere Keime wurde jedoch nicht untersucht – somit bleibt die ursächliche Bedeutung von *H. pylori* bezüglich Halitosis weiterhin zweifelhaft.[164] Vielmehr zeigte sich bei Patienten, die aufgrund des *H. pylori* behandelt wurden, langfristig keine Verbesserung des Mundgeruchs.[26, 164]

Bei einem Tumorwachstum im Ösophagus bleiben subjektive Beschwerden zunächst aus. Reagiert man bei der ohne Prodrome einsetzenden und rasch zunehmenden Dysphagie, der Halitosis und dem Sodbrennen rasch, kann der Tumor meist im Frühstadium erkannt und behandelt werden. Daher sollten neben der Messung von Halitosis in jedem Fall Dysphagie und Sodbrennen erfragt werden, um hier von zahnärztlicher Seite zur Früherkennung beizutragen.

Leider trifft dies auf das Magenkarzinom nicht zu. Das Magenkarzinom ist ein sehr bösartiger, klinisch lange Zeit stummer, früh metastasierender Tumor. Halitosis ist hier kein Frühsymptom.[145] Eventuell damit in Zusammenhang stehende Inappetenz, Widerwille gegen Fleisch und Leistungsknick sind bereits Spätsymptome.

Leitsymptom des Magenkarzinoms ist der Schmerz, der als Früh- oder Spätschmerz nach Nahrungsaufnahme oder auch als Nüchternschmerz auftritt.

5.8 Systemisch

Bei einer diagnostizierten Halitosis sollte immer auch an einen Zusammenhang mit einer systemischen Erkrankung gedacht werden.[135, 136] Bei akutem Leberversagen werden der *Foetor hepaticus* und der Ikterus als Frühsymptome genannt, sie können aber im Anfangsstadium nur sehr gering ausgeprägt sein oder auch komplett fehlen. Die Atemluft hat einen eher süßlichen Charakter nach frischer Leber oder Lehmerde.[155] Da die Prävalenz aus den Krankenhausaufnahmen wegen akuten Leberversagens in den USA von 17 Krankheitsfällen pro 100 000 Einwohner errechnet wurde,[44] ist die Wahrscheinlichkeit, in der zahnärztlichen Praxis hier eine Frühdiagnose stellen zu können, gering.

Foetor uraemicus (ein harnähnlicher Geruch) tritt bei Urämie und gleichzeitiger Anwesenheit ureasehaltiger Bakterien in der Mundhöhle auf. Somit weisen nur Kranke in sehr schlechtem Allgemeinzustand mit Zersetzung von Harnstoffen im Respirationstrakt diesen Geruch auf. Ähnliches gilt für den obstähnlichen Azetongeruch bei Patienten im *Coma diabeticum*; die hyperglykämischen Symptome (Glukosurie, Polyurie, Polyphagie, Polydipsie) stehen im Vordergrund.[166, 172] Ein ähnlicher Geruch wird auch bei chronischen Hungerzuständen, Fasten- oder Schlankheitskuren festgestellt.

Eine durch Intoxikation bedingte Halitosis ist durch den erfahrenen Arzt diagnostizierbar und darüber hinaus zum Ausschluss eines endogenen Komas (Leber, Diabetes, Urämie) zu verwerten. Dem *Foetor alcoholicus* („die Fahne") kommt insbesondere bei den häufigen Alkohol-Hypnotika-Mischintoxikationen und bei Intoxikationen mit suizidalem oder parasuizidalem Charakter eine differenzialdiagnostische Bedeutung zu.[206] Halitosis kann auch nach der Aufnahme magenunverträglicher Speisen, verdorbener Nahrungsmittel und – je nach individueller Disposition – bei bestimmten Medikamenten wahrgenommen werden.

Bei Frauen ist eine Abhängigkeit oral messbarer flüchtiger Schwefelverbindungen (VSC) vom Menstruationszyklus feststellbar. Dies bedeutet, dass am Tag des Eisprungs die VSC-Werte auf das zwei- bis vierfache ansteigen können.[193]

Durch Avitaminosen (A-, B-, und C-Vitamine) sind Mangelerkrankungen wie Skorbut möglich, welche dann unter Umständen intraorale Erosionen und Ulzerationen nach sich ziehen.[155] Ebenso können Allgemeinerkrankungen wie Leukämie, Agranulozytose, AIDS, Syphilis oder Diphtherie sekundär zu einer nekrotisierenden und ulzerierenden Gingivitis mit entsprechender Geruchsbildung führen.[164]

Insgesamt sind Allgemeinerkrankungen jedoch als Auslöser für Halitosis mit weniger als 1% aller Ursachen selten.[26]

Kapitel 6

Psychologische und psychiatrische Ursachen

Delia Nagel

Jeder Mensch hat ein mehr oder weniger klares Selbstbild über den Zustand des eigenen Atems. Dieses Selbstbild kann in sehr geringem bis hin zu äußerst inadäquatem, pathologischem Maß von der Realität abweichen.[34] Menschen mit Mundgeruch nehmen diesen selbst oft nicht wahr. Dies ist ein bekanntes und paradoxes Phänomen. Weniger bekannt und noch etwas paradoxer ist die Tatsache, dass es Menschen gibt, die bei sich einen starken Mundgeruch wahrnehmen, der jedoch nicht existiert. Immer wieder spielen sich in Halitosis-Sprechstunden ähnliche Szenen ab: Ein am eigenen Mundgeruch Verzweifelnder sucht dringend Hilfe beim Spezialisten, der ihm nach eingehender Untersuchung die freudige Mitteilung macht, dass sowohl die geübte Behandlernase als auch das Messgerät keinerlei oder höchstens verschwindend geringen Mundgeruch feststellt und sein Problem damit hinfällig ist.

Gute Nachrichten überbringt man gerne, allerdings ändert sich dies rasch, wenn man einen Halitophobiker vor sich hat. Dieser wird voraussichtlich mit Unmut reagieren und sich mit keinem noch so guten Argument davon überzeugen lassen, dass er sich den üblen Geruch, der seinem Mund entströmt, nur einbildet. Denn im Gegensatz zum echten Mundgeruchpatienten, der den tatsächlich vorhandenen Geruch in der Regel nicht wahrnimmt, riecht der Halitophobiker diesen nicht vorhandenen Geruch ganz deutlich. Spricht man mit Spezialisten, die seit Jahren mit Halitophobie-Patienten zu tun haben, hört man immer wieder, wie schwierig der Umgang mit diesen sei, da sie auf beiden Ohren taub für die Nachricht sind, dass ihr Mundgeruch in Wirklichkeit nicht existiert. Sie reagieren nicht selten mit Ärger, Enttäuschung und Ablehnung, die sich nun gegen den Diagnostiker und seine fachliche Kompetenz richten. Die explizite Aussage: „Ich kann bei Ihnen keinen Mundgeruch feststellen" kann für den echten Halitophobiker implizit bedeuten, dass das Messgerät nicht richtig gewartet wurde, der Diagnostiker nichts von seinem Fach versteht und/oder der Diagnostiker ihm unterstellt, sich etwas einzubilden, das für jeden normalen Menschen wahrnehmbar ist. Damit wird es für den Zahnarzt äußerst schwierig, einen Halitophobiker an einen Psychotherapeuten zu verweisen, da er seinen Mundgeruch, den er subjektiv sehr wohl wahrnimmt, auf somatischer Ebene behandelt haben möchte. Die Einsicht in das Wahnhafte seiner Eigendiagnose ist in der Regel nicht vorhanden.

6.1 Pseudohalitosis oder Halitophobie?

Unterschieden wird zwischen Pseudohalitosis und Halitophobie.[154] Während sich der Patient mit Pseudohalitosis im Verlauf von Diagnostik und Therapie davon überzeugen lässt, dass der Mundgeruch nicht vorhanden ist, lässt sich der Halitophobiker weder durch professionelle Diagnostik, noch durch metrische Beweise technischer Messungen davon überzeugen, dass sein Problem fiktiv ist.

Der Begriff Halitophobie beschreibt die übertriebene Angst des Patienten, sein Gegenüber mit dem vermeintlichen Geruch aus seinem Mund unerträglich zu belästigen. Ein junger Halitophobiker schreibt in einem Internetforum: „Ich beobachte mein Gegenüber sehr gut, eigentlich fast zu gut. Das ist es, was mich fast immer irritiert. Irgendwie finde ich immer eine Reaktion; die auf Mundgeruch hindeuten könnte. [...] Meine Mutter hat mir auch schon des Öfteren versichert, dass ich keinen Mundgeruch hab, aber irgendwie habe ich das Gefühl, dass sie es nur so sagt; um mich nicht zu belasten. [...] Ich habe schon zwei Suizidversuche wegen meinem Problem begangen" (http://www.med1.de/Forum/Zahnmedizin/139753/).

In der Halitosis-Sprechstunde der Universität Basel zeigte die Auswertung von 144 Halitosis-Fragebögen (siehe Kapitel 8), dass für Patienten mit nicht realer Halitosis das relative Risiko für eine negative Beeinflussung des Soziallebens doppelt so hoch ist wie für Patienten mit echter Halitosis.[116, 117] Dieses Ergebnis erklärt zum Teil die offenbar erhöhte Suizidgefährdung bei persistierender Halitophobie.

Der Alltag des Halitophobikers dreht sich um den Wahn, dass er auf unerträgliche Weise aus dem Mund riecht. Ist er mit anderen Menschen zusammen, konzentriert er sich in erster Linie auf vermeintliche Anzeichen, die darauf hindeuten, dass jemand seinen Mundgeruch wahrnimmt. Als „Indizien" gelten hier in jeder sozialen Interaktion natürlicherweise vorkommende Gesten, wie das Wegdrehen des Kopfes oder ein kurzes Bedecken der Nase. Fragt man nach, so ist er in Tat nie auf seinen angeblichen Mundgeruch angesprochen worden.[70] Besonders bedrohlich für das alltägliche und soziale Gefüge des Patienten sind seine Tendenzen, sich aus Furcht und Scham, andere Menschen mit seinem entsetzlichen Geruch zu belästigen, aus seinem sozialen Umfeld immer mehr zurückzuziehen und sich so weit wie möglich zu isolieren.[209]

6.2 Angst, Zwang und Wahn

Diese mit der Zeit immer stärker werdenden Wahnvorstellungen von Eigengeruch werden unter dem Begriff *olfaktorisches Referenzsydrom* zusammengefasst.[70] Frühere Annahmen gehen von einer Inzidenz von fünf Prozent aller Ursachen für Halitosis aus.[26] Aktuelle Studien zeigen jedoch, dass in speziellen Halitosis-Sprechstunden der

Anteil von Patienten mit psychischer bzw. psychiatrischer Ursache sogar bei 12–27% liegt.[116, 117, 168] Trotz dieser hohen Rate gibt es bisher keine psychologischen oder psychiatrischen wissenschaftlichen Daten über Halitophobie. Sie ist in psychologischen und klinischen Fachkreisen weitgehend unbekannt.

Da sich Halitophobie-Patienten nur sehr schwer davon überzeugen lassen, dass ihr Problem psychischer und nicht somatischer Natur ist, tauchen diese auch kaum in psychologischen oder psychiatrischen Sprechstunden auf. Den bei der Recherche zu diesem Kapitel interviewten Spezialisten der Psychologie, Psychiatrie und Neuropsychologie waren zwar die *Eigengeruchshalluzinose* und das *olfaktorische Referenzsyndrom* bekannt, das Phänomen der Halitophobie jedoch nicht. Das für Zahnmediziner so prekäre Thema des eingebildeten Mundgeruchs ist in der Psychologie ein bisher unerschlossenes Gebiet.[99]

Die wohl schlüssigste Klassifikation des olfaktorischen Referenzsyndroms ordnet es den Zwangsstörungen zu.[178] Zwangspatienten werden neben wahnhaften Vorstellungen und obsessiven Handlungsmustern zusätzlich oft von großer Scham über den vermeintlichen Geruch und depressiven Tendenzen geplagt. Unter diesem Aspekt könnte Halitophobie die Kriterien für Zwangserkrankungen innerhalb des Klassifikationssystems für psychische Störungen (DSM-IV) erfüllen.[159] Es sind jedoch noch weitere Studien erforderlich, um eine exakte Einordnung der Halitophobie innerhalb des olfaktorischen Referenzsyndroms und damit in die Gruppe der Zwangsstörungen zu rechtfertigen.

6.3 Medikamentöse Therapie von Zwangsstörungen

Selektive Serotonin-Wiederaufnahme-Hemmer (SSRI) sind Antidepressiva, die selektiv die Konzentration des stimmungsrelevanten Neurotransmitters Serotonin im synaptischen Spalt erhöhen. Sie können Depressionen, Ängste, Panikstörungen, Zwangsstörungen und Antriebsschwäche lindern.[1] Verglichen mit trizyklischen Antidepressiva treten anticholinerge Nebenwirkungen (auch Mundtrockenheit) seltener auf. Die Wirksamkeit von Sertralin und Citalopram bei klinischen Symptomen von Zwangsstörungen ist bereits bestätigt worden.[131, 178] Eine umstrittene Theorie, die jedoch von neueren Untersuchungen gestützt wird, beschreibt ein erhöhtes Suizidrisiko durch SSRI zu Beginn der Behandlung.[35, 103] Grund ist die Antrieb steigernde Wirkung, welche möglicherweise dem Patienten die Energie für den Suizid gibt, die er in seinem depressiven Tief bisher nicht aufbrachte.

Insgesamt empfiehlt es sich, Halitophobie-Patienten – sobald sie dazu bereit sind – an einen Psychiater oder Allgemeinmediziner mit psychotherapeutischer Zusatzausbildung zu verweisen. Diese können sowohl die Medikation verschreiben und begleiten als auch weitere notwendige Behandlungen durchführen oder an geeignete Therapeuten delegieren. Zudem werden Leistungen von Psychiatern von der Krankenversicherung übernommen.

6.4 Umgang und Kommunikation mit Halitophobie-Patienten

Es ist von Vorteil, in einer Halitosis-Sprechstunde Teile der Anamnese mittels Fragebogen, in dem einige Fragen zur psychischen Situation des Patienten versteckt sind, aufzunehmen. Ein Fragebogen, wie beispielsweise der der Universität Basel, erfüllt diese Anforderung (siehe Kapitel 8). Der Vorteil dieser Art der Anamnese ist, dass Patienten mit psychisch bedingter Halitosis bereits im Vorfeld erkannt werden und die Kommunikation damit von Anfang an diagnosegerecht gestaltet werden kann. Wichtig ist hier Zeit und Ruhe für das erste Gespräch.

Aus psychologischer Sicht sollte man nach der intraoralen, organoleptischen und instrumentellen Diagnostik auch Patienten mit psychisch bedingter Halitosis in der Mund- und Zungenhygiene instruieren. Es liegt im Ermessen des Behandlers, ob er den Patienten bereits zum Zeitpunkt der Erstdiagnostik mit der Tatsache des nicht verifizierbaren Mundgeruchs konfrontiert. In erster Linie sollte der Behandler jedoch das Vertrauen des Patienten gewinnen. Man könnte beispielsweise erwähnen, dass der wahrgenommene Geruch sehr viel schwächer ist, als der Patient glaubt. Nicht selten haben diese Menschen eine ausgedehnte Odyssee zu verschiedenen Ärzten hinter sich, sind zermürbt und dünnhäutig und wünschen sich verzweifelt das Ende ihrer Probleme. Die aufmunternd gemeinte Bemerkung, dass gar kein Mundgeruch vorhanden ist, kann zu diesem Zeitpunkt vom Patienten nicht kognitiv verarbeitet werden. In seinem Inneren löst dies einen Widerstreit zwischen Kognition und Emotion aus, der zu Wutreaktionen führen kann. Im Zentrum der Behandlung steht, eine Beziehung zum Patienten herzustellen, die von Akzeptanz, Mitgefühl, Unterstützung und Ermutigung getragen wird.[209] In der Psychotherapie ist seit längerem bekannt, dass nicht in erster Linie die Technik der Therapie, sondern viel mehr die Haltung und der gute Beziehungsaufbau des Therapeuten die Initiation eines inneren Heilungsprozesses ermöglicht.[52] Mit dieser empathischen Kommunikationsart ermöglicht man dem Patienten, sich den Luxus zu erlauben, die innere Abwehr aufzugeben und sich eine neue Sicht der Dinge anzuhören. In der Regel nimmt keiner der Patienten das Angebot einer psychologischen Beratung und Therapie an.[27, 28, 29, 209] Bevor das Verhältnis zwischen Behandler und Patient von Vertrauen geprägt ist, wird der Versuch, den Patienten zu einem Psychotherapeuten oder psychologisch geschulten Allgemeinmediziner zu überweisen im Normalfall scheitern. Aus diesem Grund ist es erforderlich, dass der Behandler genau zuhört und die Klagen des Patienten ernst nimmt. Während des Gesprächs immer wieder nicken, zustimmen und das Leiden anerkennen, schafft Vertrauen. Mit Sätzen wie „Das kann ich gut verstehen", „Das muss sehr belastend für Sie sein", „Schauen wir mal, was ich für Sie tun kann" zeigt man Verständnis. Unbedingt vermieden werden sollten Begriffe, die suggerieren, dass es sich um eine psychische und nicht um eine somatische Störung handeln könnte (siehe Tab. 6.1).

Tabelle 6.1 Begriffe, die man im Kontakt mit Halitophobie-Patienten vermeiden sollte.

Halluzinose, halluzinieren
Wahn, wahnhaft, fixe Idee, Unsinn, eingebildeter Mundgeruch, sich einbilden, „das kommt Ihnen nur so vor"
Pseudohalitosis, Halitophobie, psychisch, psychosomatisch, pathologisch, Psychotherapie

Tabelle 6.2 Fünf Regeln im Umgang mit Halitophobie-Patienten (nach Yaegaki und Coil 1999).

1. Der Behandler lässt sich nicht auf Diskussionen ein, ob der Mundgeruch vorhanden ist oder nicht.
2. Es sollte abgeklärt werden, ob der Patient vermehrt auf Reaktionen von anderen achtet und aus diesen das Vorhandensein von störendem Mundgeruch ableitet.
3. Dem Patienten sollte wiederholt erklärt werden, dass Gesten wie das Bedecken der Nase mit der Hand oder das Abwenden des Gesichts häufig vorkommen und nicht bedeuten, dass er Mundgeruch hat.
4. Der Patient sollte immer wieder daran erinnert werden, dass er den Zustand seiner Atemluft auf keinen Fall an Gesten oder Reaktionen anderer Menschen ablesen soll, da er damit immer falsch liegt.
5. Um den therapeutisch wichtigen Kontakt zum Patienten aufrechtzuerhalten, sollte man ihm zeigen, wie er seine Mundhygiene optimieren kann. Er ist von der Anwesenheit seiner Halitosis überzeugt und wird, wenn er sich nicht ernst genommen fühlt, andere Spezialisten aufsuchen.

Man darf nicht vergessen, dass sich Behandler und Patient in verschiedenen Wirklichkeiten befinden. Für den Patienten ist die Halitosis zu seinem Leidwesen eine sinnlich erfahrbare Realität. Diese Realität anzuerkennen und aus ihr herauszuführen, ist das Kernziel einer Halitophobie-Therapie. Eine aus psychologischer Sicht viel versprechende Umgangsbasis mit dem Patienten umfasst fünf Regeln (Tab. 6.2).[209] Die Gewohnheit, andere Menschen zu beobachten und in ihren Reaktionen ständig nach Hinweisen auf den eigenen schlechten Atem zu suchen, ist eines der Hauptprobleme der Halitophobie. Daher ist es empfehlenswert, den Patienten auf diese Gewohnheit und die damit einhergehenden Angstgefühle und Kontrollbedürfnisse aufmerksam zu machen. Lindert sich die Angst vor dem eigenen Atem nicht, so kann man den Patienten nach einigen Recalls darauf hinweisen, dass es nun an der Zeit wäre, professionelle Hilfe in Anspruch zu nehmen, um diesen quälenden Bedürfnissen Herr zu werden (Tab. 6.3).

Jeder Zahnmediziner, der regelmäßig mit Halitophobie-Patienten konfrontiert wird, sollte sich einen Psychiater oder All-

Tabelle 6.3 Psychotherapie – wie sag ich's meinem Patienten?

Ich kann Ihnen zu Ihren Messwerten gratulieren. Sie haben inzwischen wirklich eine tadellose Mundhygiene. Ihre Atemluft riecht gut. Sie haben mir gesagt, dass Sie immer noch das Gefühl haben, aus dem Mund zu riechen. Dieses Phänomen ist hinreichend bekannt. Irgendwann haben Sie wahrscheinlich tatsächlich einen schlechten Geruch oder Geschmack im Mund gehabt. Man weiß noch nicht weshalb, aber es kommt vor, dass das Gehirn sich an diesen Geruch erinnert, das Gefühl dabei speichert und ihn weiterhin wahrnimmt, obwohl er gar nicht mehr vorhanden ist. Sie sind im Übrigen so ein dynamischer / lebensfroher / sympathischer / unternehmenslustiger Mensch. Es wäre schade, wenn diese Wahrnehmung Sie weiterhin plagen würde. Ich schlage Ihnen vor, einen Spezialisten aufzusuchen, auf den ich große Stücke halte. Er ist Psychiater / Psychologe / Allgemeinarzt und ein Profi auf dem Gebiet der Geruchserinnerung des Gehirns. Eventuell kann er Ihnen auch mit einem Medikament weiterhelfen, das dabei hilft, den Eindruck des schlechten Geruchs im Gehirn wieder zu löschen.

gemeinmediziner, beide mit Zusatzausbildung in Psychotherapie, in der Nähe suchen und ihm die Symptome der Halitophobie schildern, damit dieser weiß, was auf ihn zukommt, wenn ihm ein solcher Patient überwiesen wird.

Kapitel 7

Messung von Mundgeruch

Rainer Seemann

Wie bereits in Kapitel 6 beschrieben, haben Patienten häufiger keinen objektivierbaren Mundgeruch, obwohl sie selbst fest davon überzeugt sind (Tab. 7.1). Beginnt man bei Patienten mit Pseudohalitosis mit klassischen Therapieansätzen wie Zungenreinigung oder professioneller Zahnreinigung, wird sich keine Besserung des Zustandes einstellen. In einzelnen Fällen kann sich hinter einer Pseudohalitosis sogar eine schwere psychische Erkrankung verbergen (siehe Kapitel 6). Diese Patienten gehören dann langfristig nicht in die Hände eines Zahnarztes.

Daher sollte man beim diagnostischen Vorgehen zunächst feststellen, ob überhaupt ein unangenehmer Geruch vorliegt. Die Diagnostik erfolgt in zwei Schritten: Zunächst die Bestätigung der Geruchssymptomatik des Patienten und anschließend das Auffinden der Geruchsquelle. Zur Bestätigung des Geruchs und zur örtlichen Eingrenzung der Geruchsquelle stehen organoleptische Methoden (Beurteilung mit dem Geruchssinn) und Verfahren zur Verfügung, für die Messgeräte benötigt werden (instrumentelle Methoden). Bei der Bestätigung der Geruchssymptomatik wird gleichzeitig auch die Geruchsintensität bestimmt, um später den Behandlungserfolg kontrollieren zu können. Die Eingrenzung der Geruchsquelle erfolgt durch die Untersuchung der Luft in unterschiedlichen Bereichen. Diese Bereiche können zwar nicht streng voneinander getrennt werden, da es immer zu Luftvermischungen kommt, man sollte jedoch versuchen, die Luft aus dem Mund, der Nase und der Lunge getrennt voneinander zu beurteilen. Befindet sich die Geruchsquelle im Mund, wird die Beurteilung an dieser Stelle einen erhöhten Wert ergeben, beim Ausatmen durch die Nase wird jedoch in der Regel kein unangenehmer Geruch wahrnehmbar sein. Umgekehrt wird eine Geruchsquelle in der Nase nur zu erhöhten Werten beim Ausatmen durch die Nase führen und nicht zu erhöhten Werten im Mund. Ist der unangenehme Geruch systemischer Natur, sollte er sowohl beim Ausatmen durch die Nase als auch durch den Mund, insbesondere jedoch in der Lungen-

Tabelle 7.1 Mögliche Kombinationen zwischen dem tatsächlichen Zustand und der Selbsteinschätzung des Patienten; + = Geruch vorhanden, - = kein Geruch.

		Tatsächlicher Zustand	
		+	-
Einschätzung des Patienten	-	Halitosis	Gesund
	+	Halitosis	Pseudohalitosis

luft, wahrnehmbar sein. Die Lungenluft wird am besten beurteilt, indem der Patient stoßweise ausatmet. Die Luft aus den Lungen hat so kaum die Möglichkeit, in Mund oder Nase mit Gerüchen angereichert zu werden.

Ist die Geruchsquelle lokalisiert, kann man mit den Mitteln der jeweils zuständigen Fachdisziplin gezielt nach Erkrankungen und Phänomenen suchen, die in den Kapiteln 4 - 6 dargestellt werden. Befindet sich die Geruchsquelle im Mund, kommen ausschließlich mikrobiologische Ursachen in Frage (siehe Kapitel 3). Geruchsproduzierende Beläge (beispielsweise interdental oder auf der Zunge) können gezielt aufgespürt und einer organoleptischen Beurteilung durch den Untersucher unterzogen werden. Die Qualität des Geruchs sollte mit dem insgesamt wahrnehmbaren Mundgeruch identisch sein.

7.1 Organoleptische Messung von Mundgeruch

Organoleptisch bedeutet in diesem Zusammenhang, den Mundgeruch mit dem Geruchssinn zu beurteilen. Die wahrgenommene Geruchsintensität wird in verschiedene Schweregrade unterteilt. Man findet in der Literatur je nach Fragestellung einfache Einteilungen mit nur drei Graden bis hin zu komplexeren Skalen, die mit neun und mehr Schweregraden arbeiten. Als Beispiel einer organoleptischen Skala sei die von Rosenberg genannt.[148, 149] Sie wird häufig angewendet, unterscheidet fünf Schweregrade und eignet sich auch für die zahnärztliche Praxis (Tab. 7.2).

Tabelle 7.2 Organoleptische Skala (nach Rosenberg et al. 1991a,b).

Wert	Beschreibung
1	kein unangenehmer Geruch
2	leichter unangenehmer Geruch
3	mittelstarker unangenehmer Geruch
4	starker unangenehmer Geruch
5	extrem faulig riechender Geruch

Organoleptische Messungen sind zwar theoretisch von jedermann durchführbar aber nicht unproblematisch. Die Fähigkeit zur Geruchswahrnehmung und Interpretation variiert von Person zu Person und wird von zahlreichen Umständen, wie beispielsweise einer Halitosis des Untersuchers, der Kopfposition beim Riechen und dem Grad der Erwartung, was zu riechen sein wird, beeinflusst. Erfahrene „Geruchsrichter" scheinen sicherer Stärken von Gerüchen klassifizieren zu können als unerfahrene; Frauen sind mutmaßlich besser geeignet als Männer.

Außerdem muss der Geruchssinn ähnlich wie andere Sinne trainiert werden, da er überbelastet werden kann. Für die tägliche Praxis bedeutet dies, dass die Verlässlichkeit organoleptischer Messungen erheblichen Schwankungen unterworfen sein kann. Trotz dieses Nachteils sollte man auf eine organoleptische Beurteilung seiner Patienten unter keinen Umständen verzichten. Glücklicherweise kann man im Praxisbetrieb mit einer gewissen „Ungenauigkeit" arbeiten, da es nicht darum geht, auf einer feingliedrigen organoleptischen Skala minimale Verbesserungen darzustellen. Dies ist eher von wissenschaftlichem Interesse, beispielsweise bei der Beurteilung des Effektes einer Mundspüllösung. Vielmehr ist das Ziel, den Patienten zu einem Zustand ohne Mundgeruch zu verhelfen. Letztendlich geht es also um die Beurteilung, ob kein, nur ein leichter oder ein schwerer Mundgeruch vorliegt. Diese Beurteilung ist auch für weniger Geübte unter Praxisbedingungen möglich. Man sollte jedoch vorher ausschließen, dass der Untersucher unter einer Anosmie leidet (hochgradige Minderung oder völliges Fehlen der Geruchswahrnehmung), was durch eine spezielle Untersuchung beim HNO-Arzt abgeklärt werden kann.

Um ein möglichst hohes Maß an Reproduzierbarkeit zu erreichen, sollte man sich bemühen, standardisierbare Einflussfaktoren tatsächlich zu standardisieren. Störungen von außen sind vermeidbar und sollten auf ein Minimum reduziert werden:

In der Praxis:

- Die Untersuchungen sollten nach Möglichkeit immer im gleichen Raum durchgeführt werden, in dem möglichst konstante Bedingungen vorherrschen; z. B. kann der Geruch von Reinigungsmitteln aber auch von zahnärztlichen Behandlungsmitteln (Eugenol, Menthol usw.) die Geruchsbeurteilung beeinflussen.

Beim Patienten:

- Möglichst zwei bis vier Stunden vor der Messung sollte keine Mundhygiene betrieben und nichts gegessen werden.
- Vor der Untersuchung sollte kein Kaffee getrunken oder geraucht werden.
- Es sollte alles unterlassen werden, was zu einer Überdeckung des Mundgeruchs führen könnte. Dazu gehören z. B. Kaugummikauen, das Lutschen von Pfefferminze, Gurgeln sowie die Benutzung von Aftershave, Haarspray und parfümierten kosmetischen Produkten.
- Eine Behandlung mit Antibiotika sollte mindestens vier Wochen, besser länger, zurückliegen.

Beim Untersucher:

- Für den Untersucher gelten in Bezug auf Genussmittel (Kaffee usw.) und die Benutzung von Kosmetika die gleichen Regeln wie für den Patienten.
- Der Untersucher sollte selbst keinen Mundgeruch haben.
- Die Untersuchung sollte immer mit den gleichen organoleptischen Methoden durchgeführt werden (siehe unten), um einen Vergleich bei Wiederholungsmessungen zu erlauben.
- Wiederholungsuntersuchungen sollten von der Person durchgeführt werden, die auch die Eingangsuntersuchung vorgenommen hat.
- Zur Sicherung der Diagnose kann die Beurteilung gleichzeitig durch zwei Personen erfolgen (z. B. Zahnarzt und Assistentin).

Die praktische Durchführung der organoleptischen Messung kann auf sehr unterschiedliche Weise erfolgen (Tab. 7.3).

Zur Frage, welcher Methode der Vorzug zu geben ist, existieren nur sehr wenige Untersuchungen, sodass für die Praxis keine

Tabelle 7.3 Beispiele organoleptischer Untersuchungsmethoden.

Methode	Beschreibung
„Open mouth"-Methode	Der Patient atmet durch den geöffneten Mund aus und der Untersucher beurteilt das Expirium in einem definierten Abstand.
Zählmethode	Der Patient zählt laut von 1 bis 10 oder 1 bis 20 und der Untersucher beurteilt das Expirium in einem definierten Abstand.
„Ha-Ha-Ha"-Methode	Der Patient intoniert dreimal laut in schneller Abfolge den Laut „Ha". Der Untersucher beurteilt das Expirium in einem definierten Abstand.
Glasröhrchen- oder Trinkhalm-Methode	Der Patient bläst durch ein Glasröhrchen und der Untersucher beurteilt am anderen Ende des Röhrchens das Expirium.

wissenschaftlich abgesicherte Empfehlung gegeben werden kann. Daher soll an dieser Stelle auf eine detaillierte Beschreibung aller möglichen Techniken verzichtet werden und nur eine kleine Auswahl praktikabler Möglichkeiten gezeigt werden. Es kann sinnvoll sein, verschiedene Methoden parallel oder sogar in Kombination einzusetzen, da unterschiedliche Methoden Aufschluss über die Luft aus unterschiedlichen Bereichen der Atemwege geben können. Besonders wichtig ist, Übung im Umgang mit den angewandten Methoden zu erlangen und sie nicht ständig zu wechseln, um eine Kontinuität der Messungen zu gewährleisten. In der Halitosis-Sprechstunde der Universität Berlin werden routinemäßig mehrere Techniken verwendet, deren Abfolge später in diesem Kapitel beschrieben wird. Die Auswahl der Untersuchungsmethode ist auch von zwischenmenschlichen Faktoren abhängig. Patienten kann es unangenehm oder peinlich sein, den eigenen unangenehmen Geruch von einem Fremden beurteilen zu lassen. Eine Messung während des Sprechens kann daher diskreter sein als die stark von der „Normalität" abweichende Situation, einen Trinkhalm in den Mund zu nehmen und jemandem ins Gesicht zu blasen. Obwohl zur Betreuung von Patienten mit Mundgeruch eine organoleptische Beurteilung ausreicht, ist es hilfreich, sie mit einer instrumentellen Messung zu kombinieren. Die Erfahrung zeigt, dass Patienten eher einem Messgerät vertrauen als der Beurteilung durch den Untersucher.

7.2 Instrumentelle Messung von Mundgeruch

Erste Versuche, Mundgeruch mit technischen Hilfsmitteln zu untersuchen, erfolgten mit einem so genannten *Osmoskop.*[182] Dessen Prinzip bestand darin, eine Geruchsstärke zu charakterisieren, indem eine belastete Luftprobe so lange mit reiner Luft verdünnt wurde, bis organoleptisch kein Geruch mehr wahrzunehmen war. Eine Abhängigkeit vom Untersucher war somit weiterhin vorhanden. Heute stehen zur instrumentellen Messung von Mundgeruch Gaschromatografen und Tischgeräte zur Messung flüchtiger Schwefelverbindungen zur Verfügung.

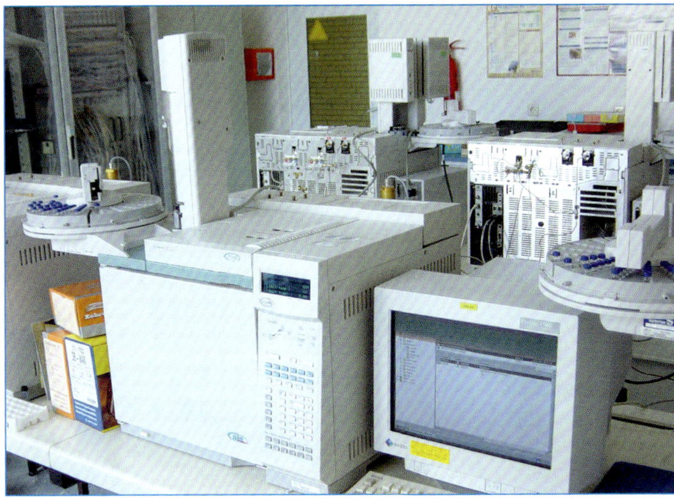

Abb. 7.1 Gaschromatograf zur Messung von Atemluft.

Gaschromatograf

Gaschromatografische Messungen zur Charakterisierung von Mundgeruchproben wurden von *Tonzetich* entwickelt und weiter verbessert.[196] Die Auswertung gaschromatografischer Daten zeigte, dass flüchtige Schwefelverbindungen die wichtigsten Komponenten im Mundgeruch oraler Ursache sind. Mit dem Gaschromatografen lassen sich prinzipiell alle für die Ursache von Mundgeruch in Frage kommenden Substanzen auch in sehr geringen Konzentrationen bestimmen.[125] Sie sind jedoch aufgrund der hohen Kosten und der relativ komplizierten Bedienbarkeit nicht für die Routineanwendung in der Zahnarztpraxis geeignet (Abb. 7.1). Für die zahnärztliche Praxis wurden daher kleinere Geräte entwickelt, die direkt am Behandlungsstuhl die Konzentration flüchtiger Schwefelverbindungen (Schwefelwasserstoff, Methylmercaptan, Dimethylsulfid) messen können.[41]

Tischgeräte zur Messung flüchtiger Schwefelverbindungen

Das Halimeter® (Interscan, USA) ist ein Gerät zur Quantifizierung flüchtiger Schwefelverbindungen in Luftproben. Das Gerät enthält eine Pumpe, die über einen Schlauch Luft ansaugt und sie einem elektrochemischen Gassensor zuführt. Von einem Display kann innerhalb weniger Sekunden die Konzentration flüchtiger Schwefelverbindungen (VSC) in ppb (parts per billion) abgelesen werden (Abb. 7.2).

Zur Messung wird ein Trinkhalm 3 bis 4 cm in den Mund eingeführt. Für die Dokumentation kann das Gerät an einen Computer angeschlossen werden. Mithilfe der zugehörigen Software ist die Messung grafisch darstellbar (Abb. 7.3); die Messwerte können auch in einer Datenbank abgelegt werden. Bei Messungen mit dem Halimeter sind einige Dinge zu beachten: Der Patient sollte während des Messvorgangs nicht oder nur leicht durch die Nase

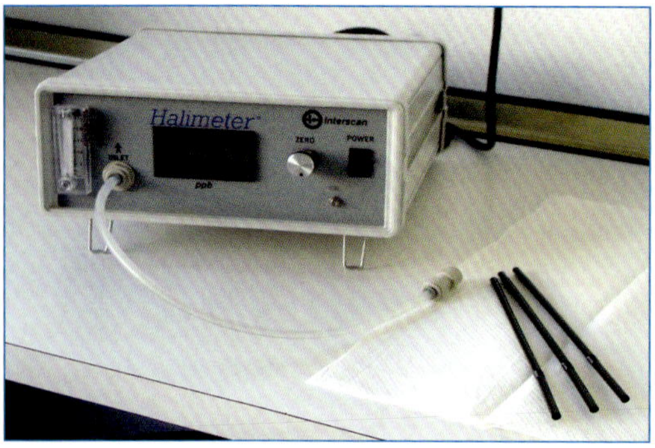

Abb. 7.2 Halimeter.

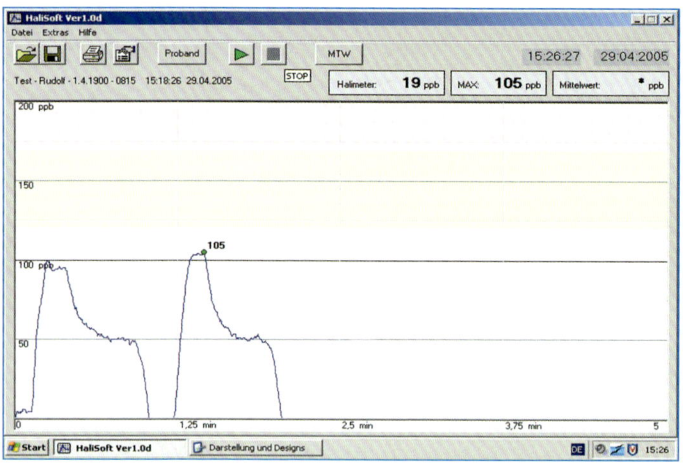

Abb. 7.3 Grafische Darstellung der Halimeter-Messung mithilfe des Programms Halisoft. Die zweimalige Messung im Mund eines Patienten ergab einen Maximalwert von 105 ppb.

atmen und einige Minuten vor der Messung seinen Mund geschlossen halten und nicht sprechen. Der Sensor des Halimeters reagiert sehr empfindlich auf Alkohol. Daher sollten vor einer Messung keine alkoholhaltigen Mundspüllösungen verwendet werden.

Die Messungen sind reproduzierbar und korrelieren für die praktische Anwendung in ausreichender Weise mit gleichzeitig durchgeführten organoleptischen Messungen.[171] Das Halimeter kann nur die Konzentration von Schwefelverbindungen messen. Im Mundgeruch spielen jedoch auch andere Komponenten eine Rolle. Daher kommt es immer wieder vor, dass Patienten mit niedrigen Halimeter-Werten einen deutlich wahrnehmbaren Geruch aufweisen und umgekehrt. Daher sollte das Halimeter nicht als Ersatz für organoleptische Messungen, sondern als sinnvolle Ergänzung betrachtet werden. Es wäre falsch, sich allein auf Halimeter-Messungen zu verlassen. Als Normbereich werden Halimeter-Werte zwischen 70 und 110 ppb angegeben und in der Literatur finden sich Hinweise, dass ab 150 ppb Mundgeruch

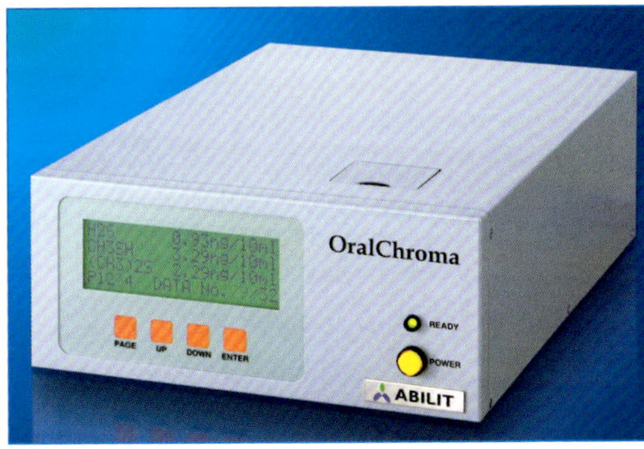

Abb. 7.4 Tisch-Gaschromatograf von Oral Chroma.

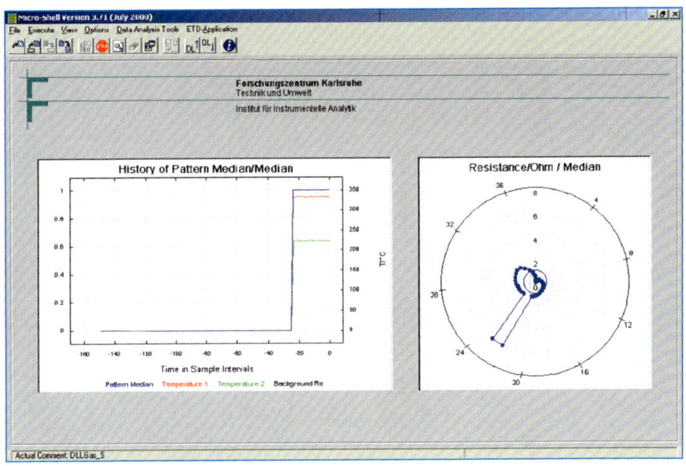

Abb. 7.5 Screenshot der Messwertdarstellung nach Mundmessung mithilfe einer KAMINA (Karlsruher Mikronase). Das Ansprechen der 38 Metalloxid-Sensoren ist rechts im Bild als Radarplot dargestellt und ergibt ein charakteristisches Muster für die Luftprobe.

vorliegt. Da jedoch Schwefelwasserstoff in höherem Maße in die Messung einfließt als Methylmercaptan oder Dimethylsulfid und die einzelnen Verbindungen mit unterschiedlicher Intensität wahrgenommen werden, lässt sich kein eindeutiger Grenzwert definieren, ab dem ein deutlicher Geruch vorliegt. Trotzdem erfüllt das Gerät einige wichtige Aufgaben. Erstens baut es Patienten eine Brücke, sich mit dem intimen Problem „Mundgeruch" jemandem anzuvertrauen, ohne dass eine peinliche Situation entsteht. Zweitens kann mit dem Halimeter der Verlauf einer Halitosis-Behandlung kontrolliert werden. Diese objektive Bestätigung des Therapieerfolgs hilft dem Betroffenen dabei, wieder Sicherheit im Umgang mit anderen Menschen zu gewinnen. Drittens kann das Halimeter helfen, Pseudohalitosis-Patienten zu überzeugen, dass kein objektiv messbarer Geruch vorliegt und das eigentliche Problem an anderer Stelle zu suchen ist. Mithilfe des Halimeters können zusätzlich selektiv Messungen im Bereich der Nase und der Lungenluft erfolgen (siehe unten).

Aktuell ist erstmals ein portabler Gaschromatograf erhältlich, der eine getrennte Messung von Schwefelwasserstoff, Methylmercaptan und Dimethylsufid erlaubt (Oral Chroma, Abilit, Japan) (Abb. 7.4). Mit einer Einmalspritze wird Luft aus dem Mundraum aspiriert und mithilfe einer Kanüle in das Gerät injiziert. Die Auswertung kann auf einem Display abgelesen oder durch spezielle Software auf einem Computermonitor dargestellt werden. Das Gerät liefert reproduzierbare Messungen, hat jedoch den Nachteil, dass der Messvorgang nach der Injektion etwa acht Minuten dauert. Bei der Untersuchung von Proben unterschiedlicher Herkunft (Mund, Nase) ist der Zeitaufwand erheblich. Auch dieses Gerät ersetzt aus den bereits oben genannten Gründen eine organoleptische Beurteilung des Patienten nicht.

In Entwicklung befinden sich so genannte *künstliche Nasen*, mit denen es in Zukunft möglich sein wird, Mundgeruchsmessungen durchzuführen.[188] Künstliche Nasen enthalten Metalloxidsensoren unterschiedlicher Spezifität. Wird ein Gas an diesen Sensoren vorbeigeleitet, entsteht durch das unterschiedliche Ansprechen der Sensoren ein charakteristisches Muster (Abb. 7.5), das von einem Computerprogramm ausgewertet und bestimmten Geruchseindrücken zugeordnet werden kann. Vorteil dieser Technologie ist, dass sie nicht auf Schwefelverbindungen beschränkt ist, die Messung schnell erfolgen kann und in Zukunft eine deutliche Miniaturisierung möglich sein wird.

7.3 Praktische Mundgeruchsmessung

Die Untersuchung auf Mundgeruch beginnt bereits mit dem ersten Kontakt zum Patienten; in schweren Fällen ist schon während der Begrüßung ein Geruch wahrnehmbar. Folgender Ablauf hat sich bewährt:

- Besprechung der Anamnese
- Instrumentelle Messung mit dem Halimeter
- Organoleptische Messung
- Klinische Untersuchung
- Besprechung der Befunde.

Bei der **Besprechung der Anamnese** sollte der Patient nach Möglichkeit nicht auf dem Behandlungsstuhl sondern auf einem „normalen" Stuhl in Augenhöhe des Untersuchers Platz nehmen. In dieser Position ist es für manche Patienten einfacher, Vertrauen zu fassen und über das intime Problem „Mundgeruch" offen zu sprechen (Abb. 7.6). Aus dem gleichen Grund sollten während der gesamten Untersuchung Störungen von Außen, wie sie z. B. durch die Tätigkeit einer Assistentin im Hintergrund entstehen, vermieden werden.
Im Anschluss erfolgt die **instrumentelle Messung** des Geruchs mit dem Halimeter. Die Reihenfolge ist bewusst gewählt, da der Patient auf seinem Platz sitzen bleiben kann. Außerdem ist nach der Halimeter-Messung in der Regel ein Vertrauensverhältnis aufgebaut, welches eine organoleptische Messung erlaubt. Zur Eingrenzung der Geruchsquelle werden routinemäßig

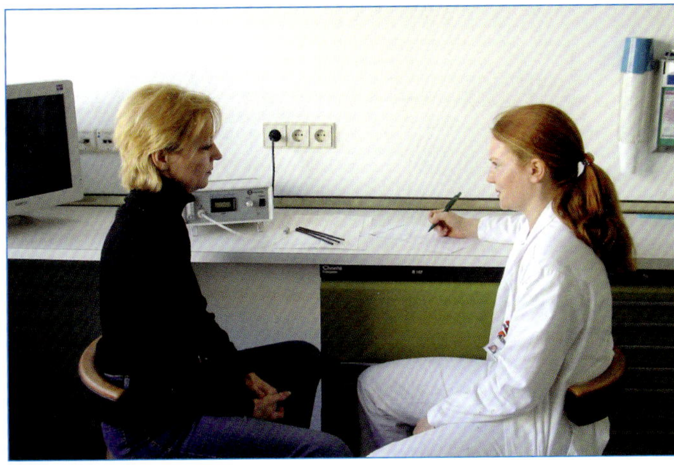

Abb. 7.6 Patient und Untersucher bei der Besprechung der Anamnese; im Hintergrund das Halimeter.

bei jedem Patienten drei verschiedene Messungen durchgeführt. Begonnen wird mit einer Messung in der Mundhöhle. Der Patient atmet ruhig durch die Nase und öffnet leicht den Mund. Der Trinkhalm wird etwa 3 bis 4 cm weit in den Mund eingeführt (Abb. 7.7). Anschließend folgt eine Messung über dem Zungengrund und eine vor beiden Nasenöffnungen. Die Messung über dem Zungengrund erfolgt analog zur Mundmessung, nur dass der Patient seine Zunge so weit wie möglich herausstreckt und der Trinkhalm in Richtung Zungengrund geschwenkt wird (Abb. 7.8). Danach wird der Trinkhalm gewechselt, um zu verhindern, dass Speichel in den Schlauch eindringt, das Gerät kontaminiert und möglicherweise die Pumpe beschädigt. Bei der Messung an der Nase hält der Patient jeweils ein Nasenloch mit dem Finger zu (Abb. 7.9). Der Halm wird lediglich vor die Nase gehalten, nicht eingeführt. Zur Messung der Nasenluft hält der Patient kurz die Luft an, zur Messung der Lungenluft atmet der Patient aus.

Für die sich anschließende **organoleptische Messung** nimmt der Patient auf dem Behandlungsstuhl Platz. In etwa 20 cm Entfernung erfolgt die Beurteilung der Atemluft,

1. während der Patient laut von 1 bis 10 zählt (Abb. 7.10). Diese Messung gibt im Wesentlichen Aufschluss über die Belastung der Mundluft.

2. während der Patient mit und ohne herausgestreckter Zunge laut „Ah" sagt (Abb. 7.11). Dadurch soll beurteilt werden, ob die Zunge als Geruchsproduzent involviert ist. Der Geruch sollte beim Herausstrecken der Zunge stärker sein als beim einfachen „Ah"-Sagen.

3. während des stoßartigen vollständigen Ausatmens durch die Nase (Abb. 7.12). Diese Messung dient im Wesentlichen der Beurteilung der Lungenluft. Durch langsames Ausatmen kann die Nasenluft beurteilt werden.

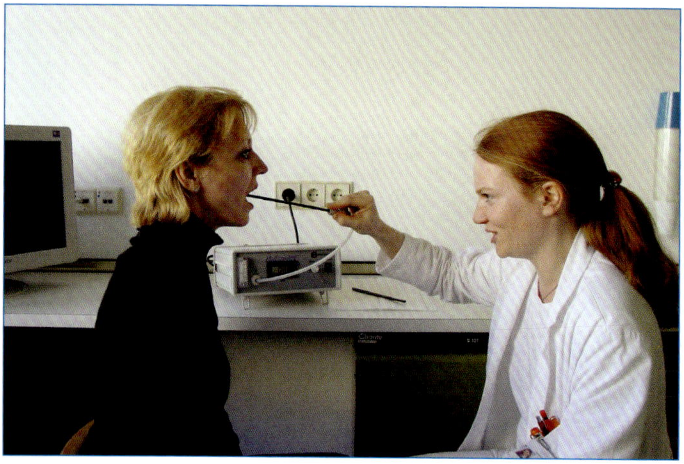

Abb. 7.7 Halimeter-Messung im Mund.

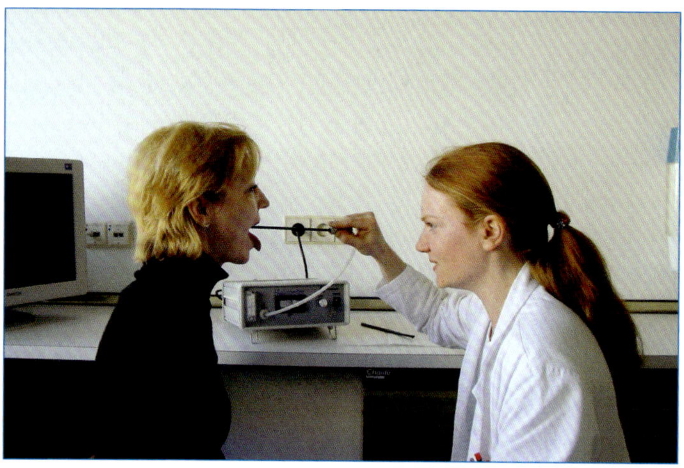

Abb. 7.8 Halimeter-Messung im Mund bei herausgestreckter Zunge.

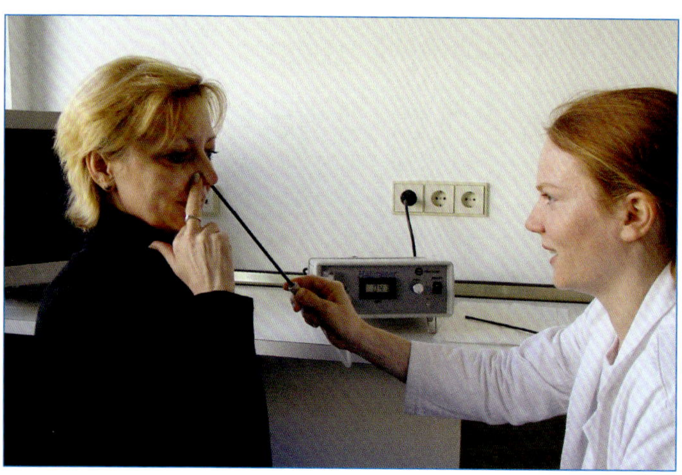

Abb. 7.9 Halimeter-Messung vor der Nasenöffnung.

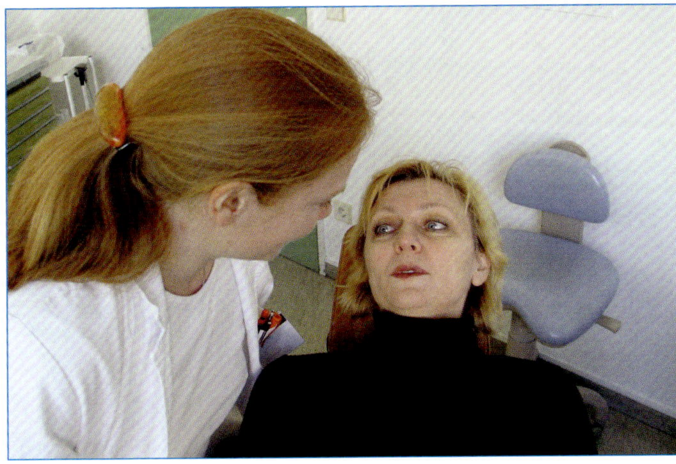

Abb. 7.10 Organoleptische Beurteilung während der Patient zählt.

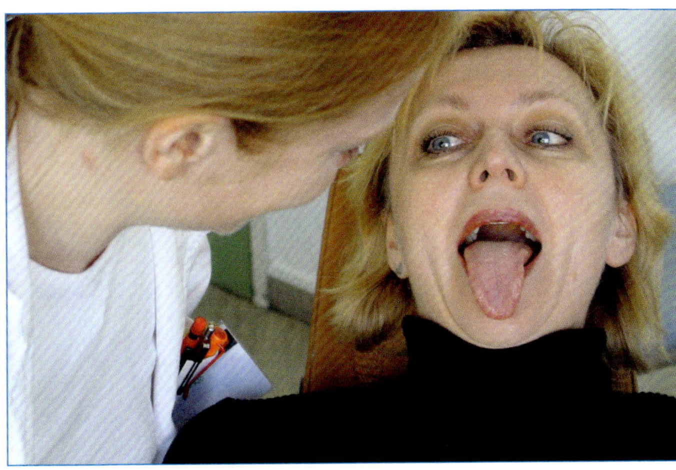

Abb. 7.11 Organoleptische Messung während der Patient „Ah“ sagt und dabei die Zunge herausstreckt.

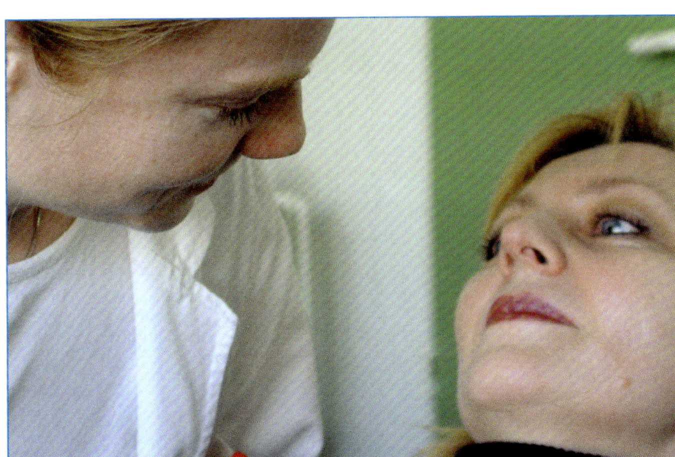

Abb. 7.12 Organoleptische Messung während der Patient durch die Nase ausatmet.

Organoleptische Untersuchung & Halimeter-Messung

	Datum 1	Datum 2	Datum 3	Datum 4	Datum 5
whole mouth (0-3)					
Nase (0-3)					
Zunge (0-3)					
interdental (0-3)					
Parodont (0-3)					
	1	2	3	4	5
Halimeter Mund 1					
Halimeter Zunge 2					
Halimeter Nase 3					

Abb. 7.13 Beispiel zur Befunddokumentation.

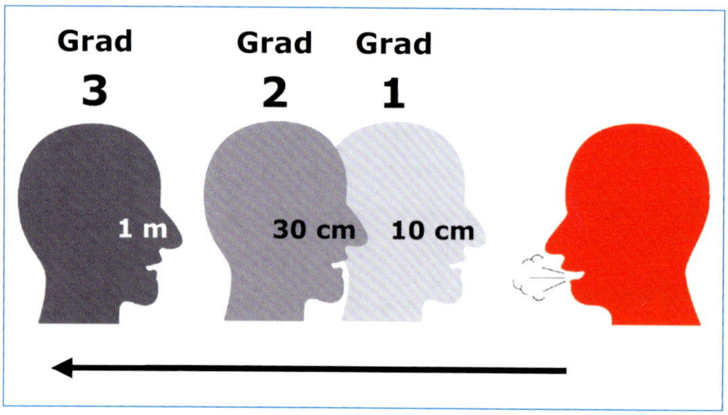

Abb. 7.14 Organoleptische Bestimmung der Geruchsstärke mithilfe des Abstands zur Geruchsquelle.

Deuten die Untersuchungen auf eine orale Ursache hin, sollten von den Lokalisationen, die als Geruchsquelle in Frage kommen, wie Interdentalräume, Parodontien oder Zungenrücken, Proben entnommen und ebenfalls einer organoleptischen Beurteilung unterzogen werden. Ist die Qualität des Geruchs mit dem insgesamt wahrzunehmenden Geruch vergleichbar, bestätigt dies die Feststellung, dass der Geruch tatsächlich der Mundhöhle entspringt. Alle Messwerte werden auf einem Befundbogen notiert (Abb. 7.13).

7.4 Wie man am besten beginnt

Eine einfache Methode, als Anfänger mit organoleptischen Messungen zu beginnen, ist, die Geruchsstärke eines Patienten mithilfe des Abstands zu bestimmen, der erforderlich ist, um den Geruch gerade nicht mehr wahrzunehmen. Praktisch kann dies folgendermaßen aussehen: Der Patient zählt laut von 1 bis 10. Ist in einem Abstand von einem Meter ein Geruch wahrzunehmen, entspricht dies dem Stärkegrad 3, 30 cm Abstand entsprechen dem Stärkegrad 2 und 10 Zentimeter dem Stärkegrad 1. Ist auch in einer Entfernung von nur 10 cm kein Geruch wahrnehmbar, entspricht dies der Stärke 0 (Abb. 7.14).

Kapitel 8

Die Mundgeruchsprechstunde

Andreas Filippi

Damit Therapieerfolg und Patientenzufriedenheit in einem vernünftigen Verhältnis zu Zeit- und Kostenaufwand für den Patienten und den Zahnarzt stehen, ist ein standardisierter Ablauf einer Mundgeruchsprechstunde zu empfehlen (Abb. 8.1). Das folgende Kapitel beschreibt den Ablauf einer solchen Sprechstunde. Die Entscheidungswege und mögliche Therapieansätze werden detailliert in Kapitel 9 beschrieben.

8.1 Senken der Hemmschwelle

Patienten sprechen nicht gerne über Mundgeruch; die Hemmschwelle den Zahnarzt danach zu fragen ist hoch. Es gibt grundsätzlich zwei Möglichkeiten, diese Hemmschwelle zu senken: Der Zahnarzt integriert die Frage „Haben Sie Mundgeruch?" in den allgemeinen Anamnesebogen. Antwortet der Patient mit „Ja" bzw. kreuzt er „Ja" an, gibt er dem Zahnarzt ein Signal, ihn auf dieses Thema ansprechen zu dürfen. Alternativ kann im Wartezimmer die Ankündigung einer Mundgeruchsprechstunde ausgehängt werden, für die sich der Patient anmelden kann. Diese sollte eigene Sprechzeiten haben; andere zahnärztliche Behandlungen sollten hier nicht durchgeführt werden. Somit weiß der Patient, dass sich der Termin nur mit seinem Mundgeruch beschäftigt, was die Hemmschwelle der Konversation deutlich senkt. Um einfühlsam und erfolgreich Mundgeruch behandeln zu können, sollte die Sprechstunde ohne ständige Störungen (Zahnarzthelferin, Telefon) in einem geschlossenen Raum stattfinden. Dies verschafft die erforderliche Intimität für die Besprechung der heiklen Thematik und garantiert, dass nicht durch ständige Luftbewegungen instrumentelle Messungen von Mundgeruch verfälscht werden.

8.2 Der Halitosis-Fragebogen

Bei der Anmeldung zur Mundgeruchsprechstunde erhält der Patient einen umfangreichen Fragebogen, den er noch vor dem ersten Termin, entweder Zuhause oder im Wartezimmer ausfüllt. Dieser Fragebogen beleuchtet die allgemeine und spezielle Halitosis-Anamnese (Abb. 8.2–8.5; siehe Kapitel 11). Da jeder Patient, der eine Mundgeruchsprechstunde besucht, an einem raschen Therapieerfolg interessiert ist, wird dieser Fragebogen nahezu immer vollständig ausgefüllt. Niemand spricht gern

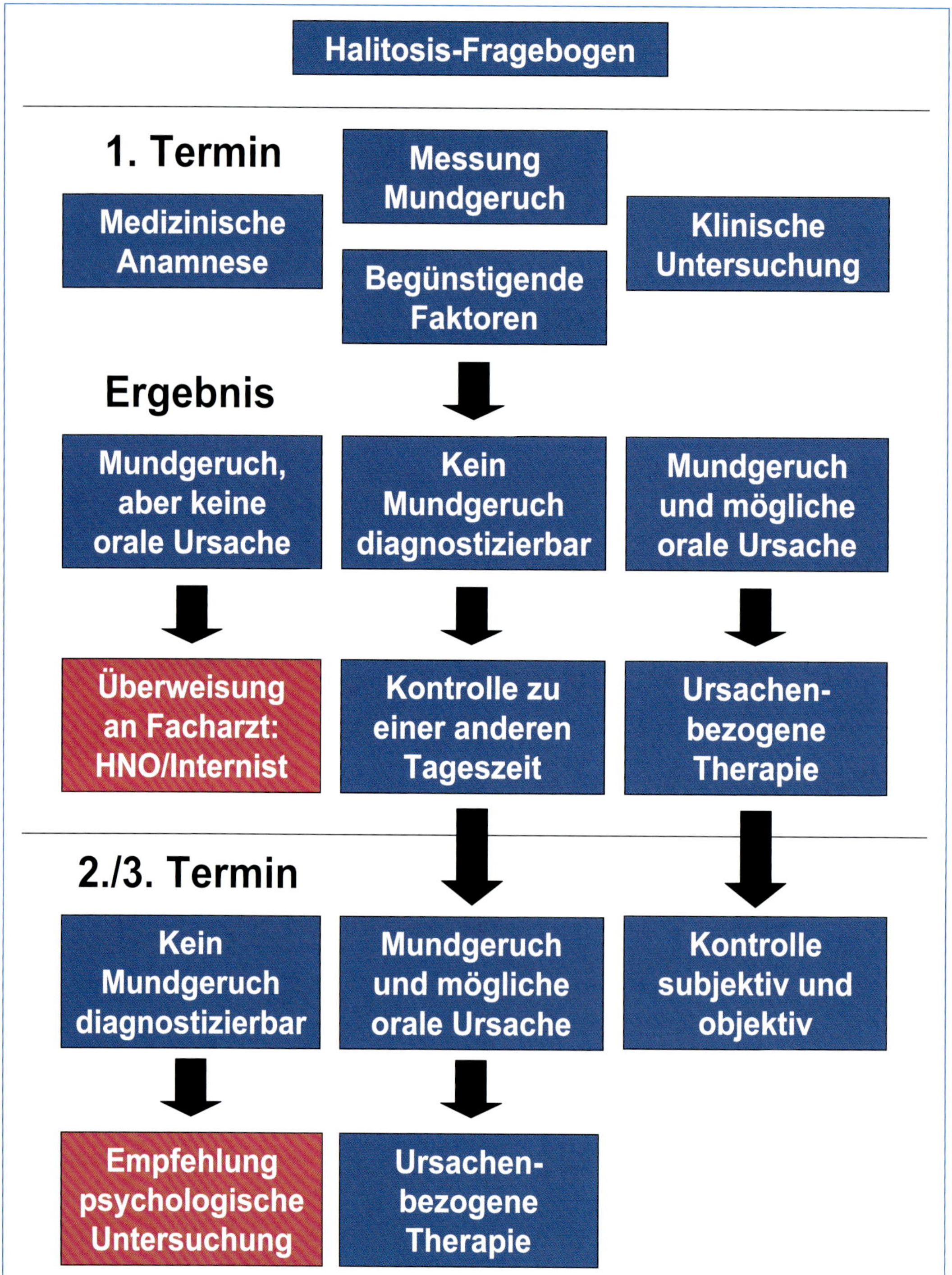

Abb. 8.1 Schematischer Ablauf einer Mundgeruchsprechstunde.

Mundgeruch-Fragebogen

Woher wissen Sie, dass Sie Mundgeruch haben?	O Nichtverbale Körpersprache anderer Leute O Jemand hat es mir gesagt O Ich weiss es einfach
Wann haben Sie das erste Mal gemerkt, dass Sie schlechten Atem haben?	**O vor .... Jahren** **O vor .... Monaten** **O vor .... Wochen**
Wie intensiv denken Sie ist Ihr Mundgeruch?	O stark O durchschnittlich O schwach
Nennen Sie Situationen, bei denen Ihnen bewusst wurde, dass Sie Mundgeruch haben:	
Wie viel Stress haben Sie?	O sehr viel O viel O durchschnittlich O wenig
Wann haben Sie häufiger oder stärkeren Mundgeruch?	**O nach dem Aufwachen** **O wenn ich Hunger oder Durst habe** **O wenn ich müde bin** **O den ganzen Tag** **O bei der Arbeit** **O wenn ich mit anderen Menschen spreche** **O Sonstiges...**
Wie oft haben Sie Mundgeruch?	O einmal im Monat O einmal pro Woche O täglich O immer
Rauchen Sie?	**O Nein** **O Ja** **Wenn ja, wie viele Zigaretten täglich? ....**
Was machen Sie beruflich?	Stresst Sie Ihre berufliche Tätigkeit? O Ja O Nein
Können Sie einen Zusammenhang zwischen Ihrer Arbeit und dem Mundgeruch erkennen?	**O Ja** **O Nein**
Beschreiben Sie Ihren Mundgeruch so genau wie möglich (Beispiele: bitter, brennend, faul, blumig, fruchtig, Knoblauch, faekal, ranzig, stinkend, süss):	

Abb. 8.2 Der Halitosis-Fragebogen der Universität Basel, Seite 1.

Hat Ihr Mundgeruch Einfluss auf Ihr Privat- oder Sozialleben ? Wenn ja, welchen ?	
Wie weit kann man Ihren Mundgeruch wahrnehmen?	O 30 Zentimeter O einen Meter O weiter als einen Meter
Können Sie Beläge auf Ihrer Zunge feststellen?	O Ja O Nein
Wie oft putzen Sie die Zähne am Tag?	.... mal pro Tag
Haben Sie Zahnfleischbluten?	O Ja O Nein
Benutzen Sie Zahnseide?	O Nein O Ja Wenn ja, wie oft? .... mal pro ....
Benutzen Sie Mundwasser?	O Nein O Ja Wenn ja, wie oft? .... mal pro .... Name des Mundwassers..
Haben Sie Allergien?	O Nein O Ja Wenn ja, gegen was? ....
Sind Sie häufig verschnupft? Müssen Sie häufig Ihre Nase reinigen?	O Nein O Ja
Leiden Sie manchmal unter Mundtrockenheit?	O Nein O Ja Wenn ja, wie oft? .... mal pro ....
Glauben Sie, dass Sie momentan Mundgeruch haben?	O Nein O Ja
Nehmen Sie zur Zeit folgende Medikamente zu sich?	O Antibiotika O Asthma-Spray O Mittel gegen Magensäure O Antidepressiva O Andere Medikamente: ....
Woher kommt Ihrer Meinung nach Ihr Geruch?	O vom Mund O von der Nase O von beidem
Welche Ursache(n) glauben Sie sind bei Ihnen für den Mundgeruch verantwortlich?	

Abb. 8.3 Der Halitosis-Fragebogen der Universität Basel, Seite 2.

Wie haben Sie bisher den Mundgeruch bekämpft?	**O Gar nicht** **O Mundwasser** **O Kaugummi** **O „Bonbons"** **O Vermeidung gewisser Nahrungsmittel** **welche: ....** **O Anderes: ....**
Waren Sie schon bei anderen Ärzten wegen Ihres Mundgeruchs (z.B. Zahnarzt, Hausarzt, Hals-Nasen-Ohren-Arzt/ORL, ...)?	O Nein O Ja Wenn ja, wann?... Wenn ja, welcher Arzt/welche Ärzte: O Zahnarzt O Hausarzt O Hals-Nasen-Ohren-Arzt O Internist O anderer Arzt: ....
Was wurde bei diesem Arzt/diesen Ärzten wegen Ihres Mundgeruchs unternommen?	**O Untersuchung des Mundes** **O Untersuchung des Halses** **O Untersuchung der Nasennebenhöhlen** **O Untersuchung des Magens** **O Untersuchung des Blutes** **O Röntgenbilder** **O Gastroskopie / Magenspiegelung** **O Eine zahnärztliche Behandlung** **O Anderes:** **..**
Sind Sie von diesen Ärzten Medikamente oder andere Präparate verschrieben oder empfohlen worden?	O Nein O Ja Wenn ja, welche? O Antibiotika O Medikamente gegen Magensäure O Mundwasser O Lutschtabletten O Andere: ....
Wurde Ihre Mundgeruch auch bei einem alternativen oder ganzheitlichen Arzt behandelt (Chiropraktiker, Homöopathie, ...)?	**O Nein** **O Ja** **Wenn ja, welche Art der Behandlung?** **..**

Abb. 8.4 Der Halitosis-Fragebogen der Universität Basel, Seite 3.

Hatten Sie jemals eine der folgenden Erkrankungen oder Beschwerden?	O Nasen-Nebenhöhlenentzündung O Erkrankung der Nase O Magenprobleme O Lungen- oder Bronchialerkrankung O Lebererkrankung O Mundtrockenheit O Erkrankungen des Gemüts O Andere: ....
Machen Sie eine spezielle Diät?	O Nein O Ja Wenn ja, welche?..
Haben Sie eines der folgenden Probleme durch schlechten Atem?	O Ich vermeide es, mit anderen Menschen zu sprechen O Ich bin gehemmt, wenn jemand in meine Nähe kommt O Ich mag keine anderen Menschen treffen O Ich kann nicht mit Menschen in nähere Beziehung treten O Andere Menschen meiden mich O Andere: .... O Nein, ich habe keines dieser Probleme
Waren Sie betroffen über die Reaktion anderer Menschen wegen Ihres schlechten Atems?	O Nein O Ja Wenn ja, welche Reaktion löste Ihr Atem aus? ....
Sind Sie sicher, dass diese Reaktion durch das Problem Ihres Atems ausgelöst wurde?	O Nein O Ja

Abb. 8.5 Der Halitosis-Fragebogen der Universität Basel, Seite 4.

und frei über seinen Mundgeruch; der Fragebogen vereinfacht die Gesprächsführung über das Tabu wesentlich. Er gibt detailliert Aufschluss über Frequenz, Art, Tageszeit und Ausmaß der Halitosis, über die psychische Belastung des Patienten, bereits erfolgte Behandlungen (Eigenbehandlung, Behandlung bei Ärzten oder Zahnärzten) sowie über die typischen Kofaktoren von Halitosis (z. B. Ernährungsgewohnheiten, Rauchen, Schnarchen, Stress).

8.3 Der erste Termin

Der erste Termin beginnt mit einem einführenden Gespräch auf Basis des Fragebogens, gefolgt von einer instrumentellen Messung des Geruchs der Atemluft, getrennt an Mund und Nase (z. B. Halimeter, siehe Kapitel 7). Diese wird besonders wichtig, wenn unabhängig von der Schilderung des Patienten ein Mundgeruch diagnostiziert oder ausgeschlossen und gleichzeitig die Ursache eingegrenzt werden soll. Es folgt eine intraorale Untersuchung, die primär auf die Prädilektionsstellen von Halitosis fokussiert. Sie umfasst eine Kontrolle vorhandener zahnärztlicher Füllungen und Restaurationen, ein parodontales Screening sowie eine Untersuchung der Weichgewebe (Befeuchtung der Mundschleimhaut, Speicheldrüsen-Ausführungsgänge, Zungenbelag, *Waldeyer`scher* Rachenring). Während des einführenden Gesprächs (Abstand 1 m = Grad 3) und bei der intraoralen Untersuchung (Abstand 30 und 10 cm = Grade 2 bzw. 1) wird nebenbei der Mundgeruch organoleptisch beurteilt (siehe Kapitel 7). Dies verhindert, dass bei angekündigter Messung („Ich rieche jetzt mal Ihren Mundgeruch") automatisch die Luft angehalten oder flacher geatmet wird, was das Ergebnis verfälscht.

Im Einzelfall können zusätzlich mikrobiologische Untersuchungen der Prädilektionsstellen (insbesondere dorsales Zungendrittel) durchgeführt werden. Ein semiquantitatives Screening ist auch mit kommerziell erhältlichen Testkits möglich (z. B. Halitox®); die Verfärbung eines Zungenabstrichs in einem Nährmedium wird mit einer Farbskala verglichen.

8.4 Bewertung der Befunde

Wird bei der ersten Untersuchung Halitosis festgestellt, jedoch keine orale Ursache gefunden oder weisen Anamnese, Untersuchung und Mundgeruchsmessungen eindeutig auf eine extraorale Ursache hin, wird der Patient je nach Befund zu einem Facharzt für Innere Medizin oder Hals-Nasen-Ohrenheilkunde überwiesen (siehe Kapitel 5). In den meisten Fällen wird jedoch eine orale Ursache diagnostiziert, die nun gezielt ursachenbezogen therapiert wird. Bei vorhandenem Zungenbelag (eventuell nach mikrobiologischer Abklärung) wird der Patient in die mechanische Reinigung des dorsalen Zungenrückens mit speziellen Zungenreinigern oder der Zahnbürste instruiert. Da die erhältliche Produktpalette groß ist, sollten dem Patienten konkrete Empfehlungen über Zungenreiniger gegeben werden. Diese individuellen Empfehlungen hängen vom Würgereiz des Patienten, von der Stärke des Zungenbelags, von der Oberflächenstruktur der Zunge (*Lingua villosa, Lingua plicata*), von der individuellen Empfindlichkeit der Zungenschleimhaut und von bereits vorhandenen elektrischen Zahnbürsten ab. Einen Standardzungenreiniger, der für jeden Patienten ideal ist, gibt es nicht. Die Zungenreinigung sollte als Ergänzung zur Mundhygiene und somit zwei- bis dreimal täglich durchgeführt werden. Sie kann initial durch die Anwendung einer Mundspüllösung unterstützt werden. In der Halitosis-Sprechstunde der Universität Basel wird nur bei erheblichem Zungenbelag und/oder bei starkem Würgereiz zusätzlich zur Zungenreinigung, für maximal ein bis zwei Wochen, der Einsatz von Meridol® empfohlen (siehe Kapitel 9). Der Mund sollte ein- bis zweimal täglich eine halbe Minute gespült werden. Gegebenenfalls vorhandene Entzündungen (z. B. *Gingivitis, Parodontitis*) werden möglichst noch in der ersten Sitzung mechanisch

(Spülung, Cleaning) oder lokal medikamentös behandelt.

Erfahrungsgemäß benötigt man für den ersten Termin (Besprechung des Fragebogens, organoleptische und intrumentelle Messung, klinische Untersuchung, Besprechung der Befunde, gegebenenfalls lokale Therapie, Instruktionen zu Zungenreiniger und Mundspüllösung) bis zu 60 Minuten Zeit. Dieser initiale Zeitaufwand gewährleistet eine hohe Erfolgsrate und (zwei) nachfolgende kurze Kontrolltermine.

8.5 Die Kontrolltermine

Nach ein bis zwei Wochen erfolgt eine organoleptische und instrumentelle Kontrolle des Mundgeruchs beim Patienten. Der objektive Befund wird mit dem subjektiven Eindruck des Patienten verglichen. In der Regel ist hier bereits, sowohl subjektiv als auch objektiv, eine deutliche Verbesserung oder gar kein Mundgeruch mehr wahrnehmbar. Ein solcher Befund bestätigt die Diagnose der ersten Untersuchung und der initialen Behandlung. Auf dieser Basis schließen sich nun, außerhalb der Mundgeruchsprechstunde, eventuell erforderliche parodontale, konservierende oder prothetische Behandlungen an. Eine dentalhygienische Unterstützung ist wünschenswert.

Ist jedoch objektiv keine Besserung oder gar eine Verschlechterung eingetreten, müssen die Verdachtsdiagnose und die eingeschlagene Initialbehandlung überdacht und die Frage nach einer extraoralen Ursache neu gestellt werden. Ist das zahnärztliche Therapiespektrum ausgeschöpft und sind keine weiteren oralen Ursachen erkennbar, muss konsequent die Überweisung zu einem Facharzt erfolgen (siehe Kapitel 9). Bei Verdacht auf Pseudohalitosis oder Halitophobie (subjektiv erheblicher Mundgeruch, objektiv kein Mundgeruch messbar, siehe Kapitel 6) müssen vom Zahnarzt entsprechende Wege vorgebahnt werden (siehe Kapitel 6, 9).

In den meisten Fällen ist nach drei Sitzungen der Mundgeruch jedoch erfolgreich behandelt. Die Aufnahme in ein Recall-System kann sinnvoll sein (siehe Kapitel 10).

Kapitel 9

Effektive Behandlung von Halitosis

Andreas Filippi

Unter Berücksichtigung verschiedener Ursachen sollten sich Halitosis-Patienten immer zuerst an einen Zahnarzt wenden. Nur wenn keine oralen Ursachen diagnostiziert werden können, wird entsprechend fachärztlich abgeklärt. Generell folgt die Therapie von Mundgeruch einem standardisierten Schema.[210] Sie konzentriert sich auf das diagnostizierte Krankheitsbild, welches für Halitosis verantwortlich zu sein scheint.[210] Der behandelnde Zahnarzt sollte sich grundsätzlich an folgenden Ablauf halten: Zuerst die Reduktion der Mikroorganismen, dann die Reduktion des bakteriellen Nährstoffangebots, die Umwandlung von VSC in nicht-flüchtige Schwefelverbindungen und (falls erforderlich) zusätzlich orale Kosmetika.[138]

Wird bei der ersten klinischen Untersuchung keine orale Ursache gefunden oder weist die Untersuchung in Kombination mit den Messungen auf eine extraorale Ursache hin, wird der Patient zu einem Facharzt für Innere Medizin oder Hals-Nasen-Ohrenheilkunde überwiesen. Zeigt sich jedoch – wie in den meisten Fällen – eine orale Ursache, wird nur diese gezielt und somit ursachenbezogen therapiert.

9.1 Reinigung der Zunge

Bei verstärktem Zungenbelag (eventuell nach mikrobiologischer Abklärung) sollte dieser regelmäßig mechanisch entfernt werden. Eine solche Behandlung ist für Zahnärzte in Europa unverständlicherweise Neuland. Etwa 60% aller oralen Mikroorganismen befinden sich auf der Zungenoberfläche.[24, 212, 213] Daher steht die Zunge auch im Mittelpunkt aller Therapieansätze. In zahlreichen Untersuchungen konnte gezeigt werden, dass eine adäquate Zungenreinigung zur deutlichen Reduktion der VSC und somit zur Verminderung von Mundgeruch führt.[11, 15, 19, 25, 46, 47, 56, 72, 111, 137, 141, 192, 197, 202, 203, 213] Bedenken, dass es durch regelmäßige Zungenreinigungen zu Veränderungen der Zungenschleimhaut kommen könnte, wurden widerlegt.[202] Die vorderen Anteile des Zungenrückens unterliegen der Selbstreinigung durch die Schneidekanten der oberen Frontzähne sowie durch die quer verlaufenden Falten der vorderen Gaumenschleimhaut (*Plicae palatinae transversae*) (Abb. 9.1). Beläge finden sich daher meist nur im mittleren und hinteren Drittel des Zungenrückens (Abb. 9.2 und 9.3). Nur sehr wenige europäische Patienten haben als Kinder oder Er-

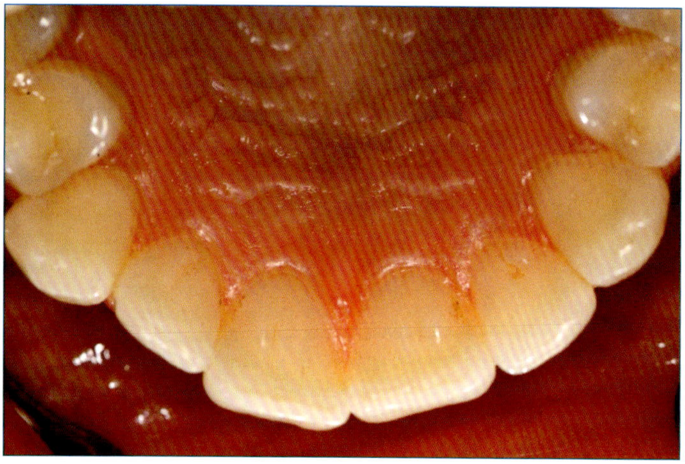

Abb. 9.1 Anteriore Selbstreinigung der Zunge an Inzisalkanten der Schneidezähne und Gaumenquerfalten.

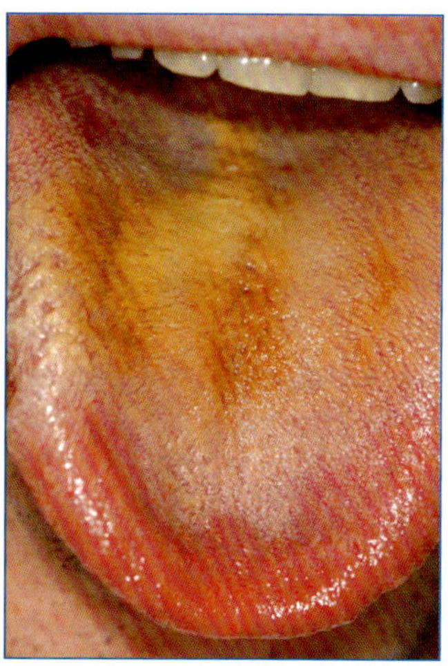

Abb. 9.2 Typisch: Zungenbelag im mittleren und dorsalen Zungendrittel.

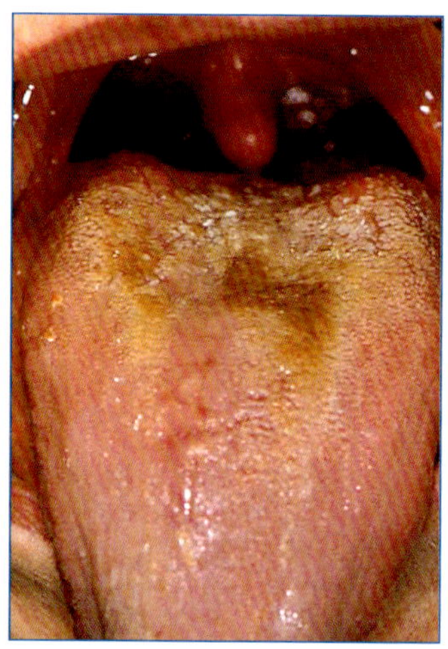

Abb. 9.3 Typisch: Anteriores Zungendrittel ohne nennenswerten Zungenbelag.

wachsene gelernt, die Zunge richtig zu reinigen. Daher muss eine Instruktion durch den Zahnarzt oder die Dentalhygienikerin erfolgen. Die Reinigung kann mit speziellen Zungenreinigern, die in unterschiedlichen Designs erhältlich sind, oder der Zahnbürste erfolgen (Abb. 9.4–9.12).[49, 141] Die Zungenoberfläche sollte, als Ergänzung zur Mundhygiene und somit zwei- bis dreimal täglich, kontrolliert vor dem Spiegel gereinigt werden. Dabei wird der Zungenreiniger bei geöffnetem Mund und herausgestreckter Zunge solange von hinten nach vorne geführt, bis nur noch ein geringfügiger oder kein Belag mehr sichtbar ist (Abb. 9.13 und 9.14).[19, 154] In Abhängigkeit von der Breite und Oberfläche des Zungenreinigers ist dies etwa 5 bis 15-mal erforderlich. Kann die Zunge nicht ruhig gehalten werden, sollte sie an der Spitze mit Daumen und Zeige-

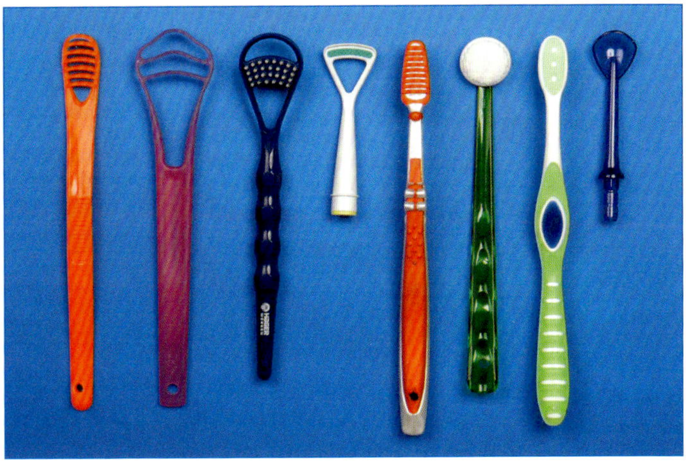

Abb. 9.4 Verschiedene Arten von Zungenreinigern im direkten Vergleich ihrer Arbeitsflächen. Von links nach rechts: VeriFresh, TePe, Tong-Clin De Luxe, Professional Care, Duo Protekt, Orasys, 360°, Personal Oral Cleaning System.

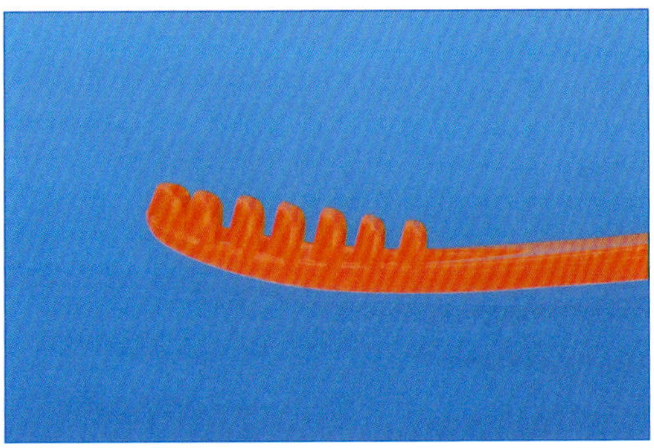

Abb. 9.5 Schmaler und flacher Handzungenreiniger VeriFresh mit 7 Kunststoffkanten.

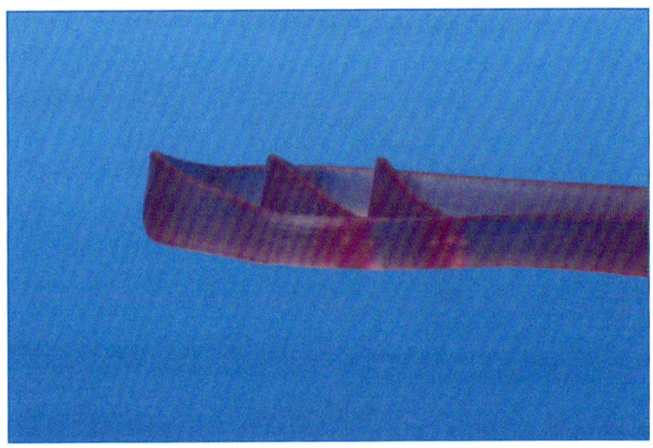

Abb. 9.6 Breiter und flacher Handzungenreiniger TePe mit 3 Kunststoffkanten.

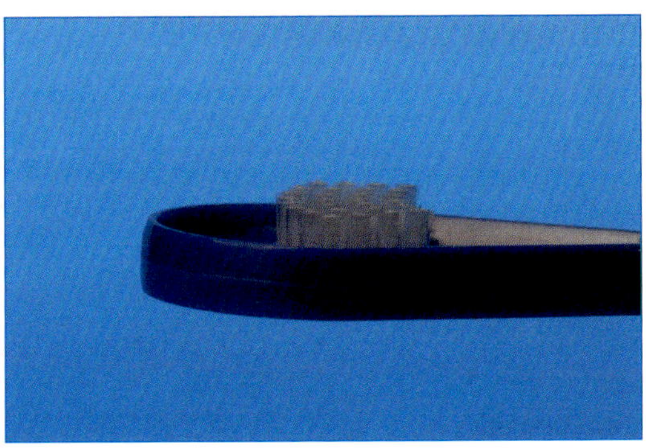

Abb. 9.7 Breiter Handzungenreiniger Tong-Clin De Luxe mit einer Kunststoffkante und Borstenfeld.

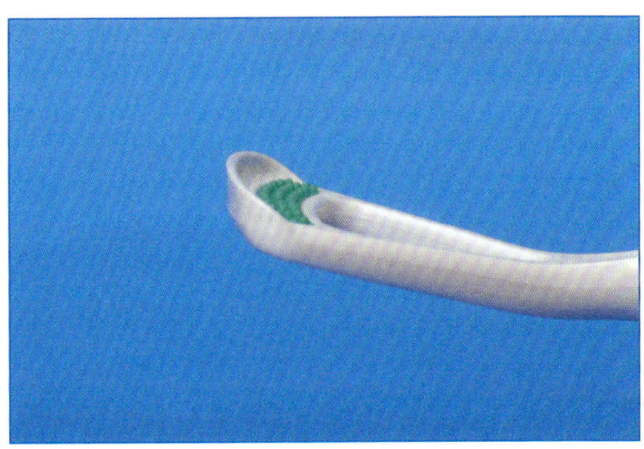

Abb. 9.8 Schmaler und flacher elektrischer Zungenreiniger Professional Care mit einer Kunststoffkante und Noppenfeld.

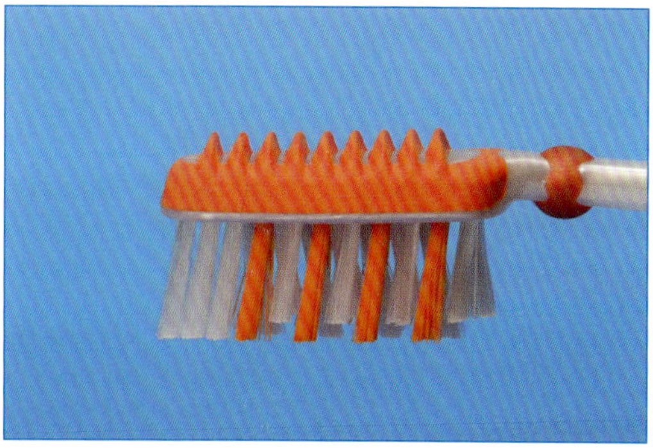

Abb. 9.9 Schmaler Handzungenreiniger Duo Protekt mit 9 Gummi-Lippen auf der Rückseite einer Zahnbürste.

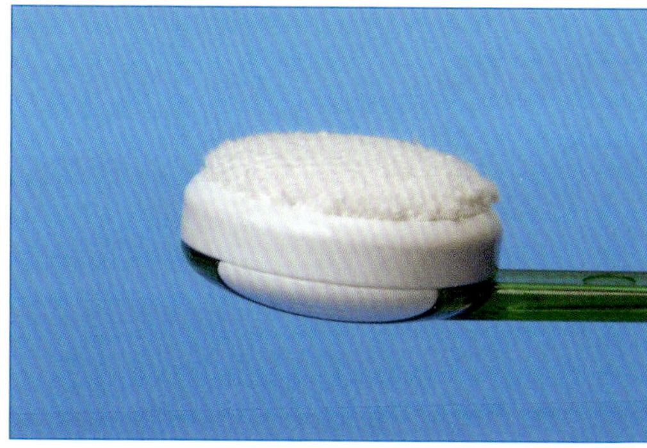

Abb. 9.10 Schmaler und flacher Handzungenreiniger Orasys mit Mikrofaseroberfläche und Wechselkopf.

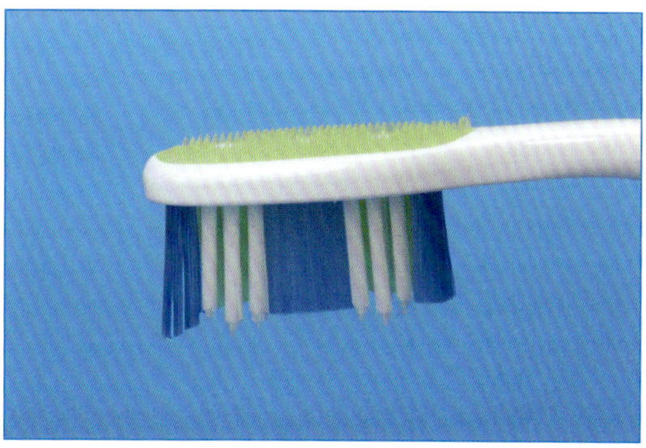

Abb. 9.11 Schmaler Handzungenreiniger 360° mit Noppenfeld auf der Rückseite einer Zahnbürste.

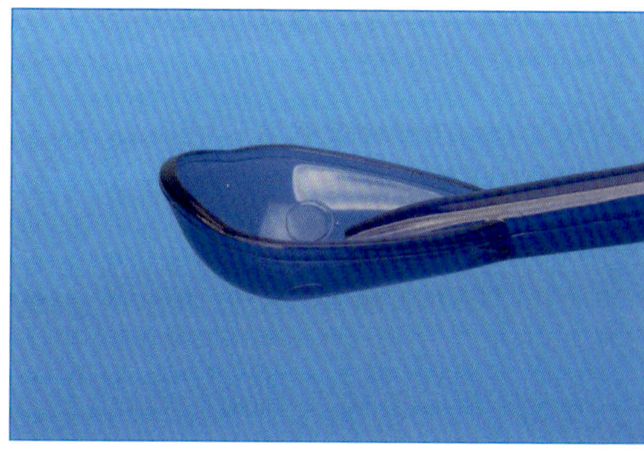

Abb. 9.12 Schmaler und flacher Handzungenreiniger Personal Oral Cleaning System als Aufsatz für eine Munddusche.

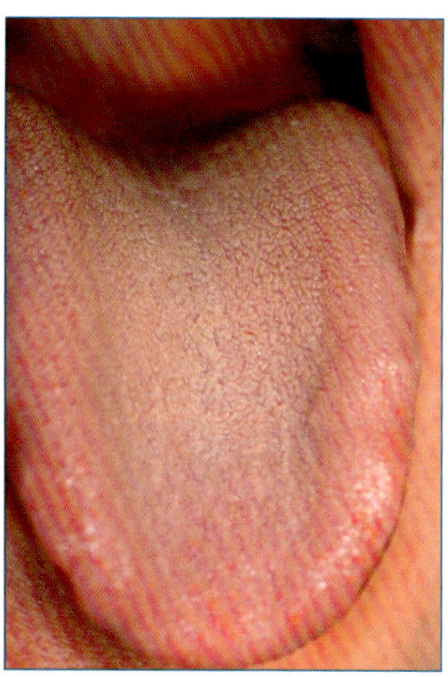

Abb. 9.13 Perfekt gereinigte Zunge (Übersicht).

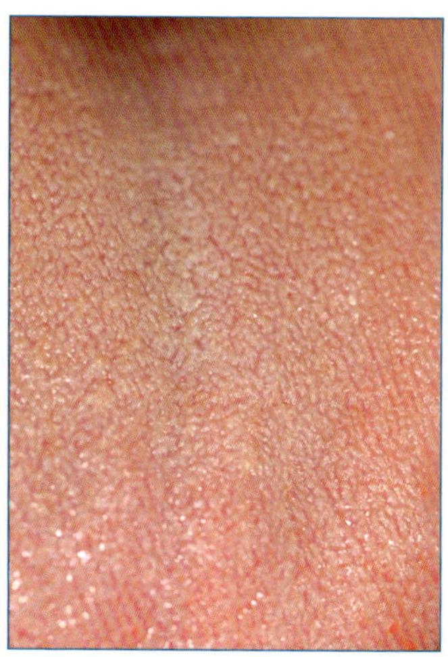

Abb. 9.14 Perfekt gereinigte Zunge (Detailansicht).

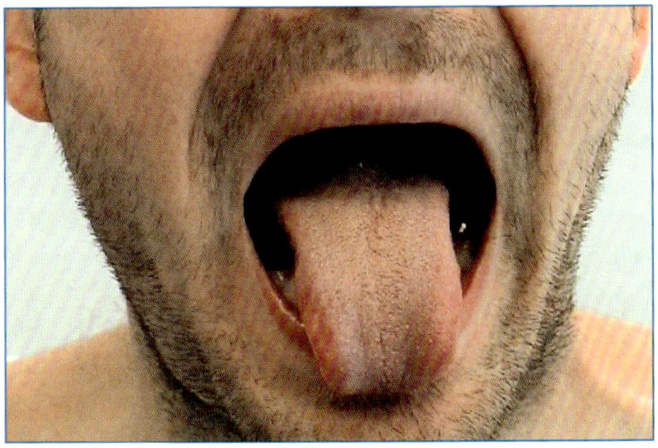

Abb. 9.15 Technik der Zungenreinigung: Herausstrecken der Zunge.

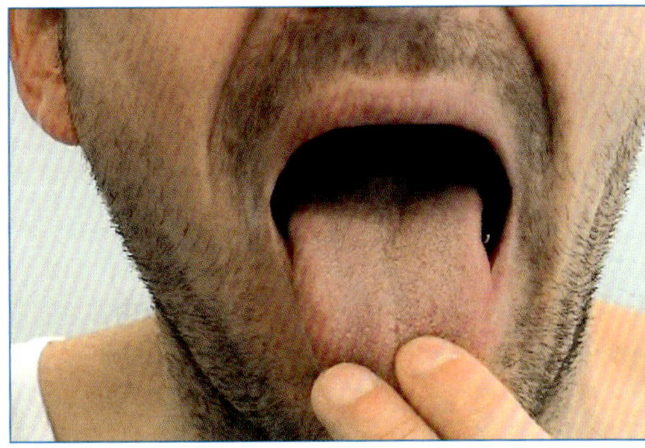

Abb. 9.16 Technik der Zungenreinigung: Fixation der Zungenspitze durch Festhalten.

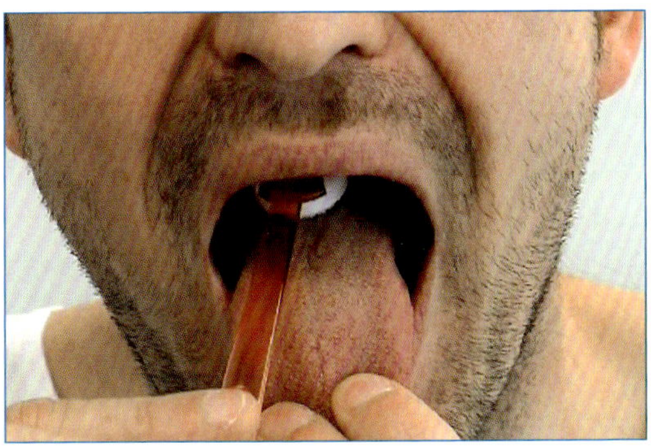

Abb. 9.17 Technik der Zungenreinigung: dorsales Ansetzen des Zungenreinigers.

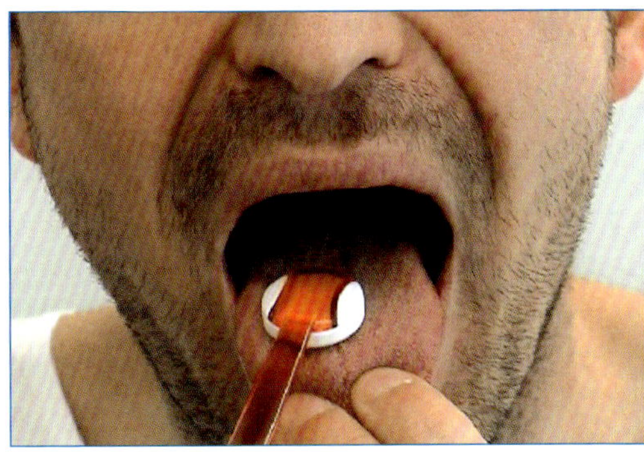

Abb. 9.18 Technik der Zungenreinigung: Bewegen des Zungenreinigers nach ventral.

finger, einem Gazetuch oder mit einem sauberen Waschlappen festgehalten werden (Abb. 9.15–9.18). Die Reinigung erfordert keinen besonderen Druck; dieser könnte bei bestimmten Zungenreinigern zu Irritationen oder Verletzungen der Zungenschleimhaut führen. Da meist im Kindesalter die Reinigung der Zunge nicht erlernt wurde, wird oft über Würgereiz geklagt.[138, 156] Dieser lässt sich mit besonders flachen Zungenreinigern, durch Schließen der Augen und durch regelmäßige Anwendung deutlich verringern.[18] Insgesamt bedarf es jedoch einer gewissen Übung. Nach der Zungenreinigung wird der Mund mit Wasser gespült und die entfernten Beläge aus dem Mund entfernt.

Ist Zungenbelag die Ursache für den Mundgeruch, verschwindet dieser unmittelbar nach Belagentfernung. Aktuelle Studien konnten zeigen, dass durch regelmäßige Zungenreinigung die Zahl für Karies verantwortliche Bakterien (*Steptococcus mutans*) deutlich reduziert werden kann.[46, 207] Insbesondere bei Kindern und Erwachsenen mit hoher Kariesaktivität könnte durch regelmäßige Zungenreinigung das Kariesrisiko gesenkt werden. Vergleichende Langzeitstudien stehen noch aus. Der Erfolg versprechende Grundgedanke sollte heute jedoch flächendeckend dazu führen, dass Kinder in Europa gleichzeitig mit dem Zähneputzen auch die Zungenreinigung erlernen, so dass diese in nachfolgenden Generationen selbstverständlicher Bestandteil der normalen Mundhygiene wird. Im asiatischen Raum ist dies bereits seit Jahrhunderten der Fall.[69] Die in vielerlei Hinsicht wegweisende und vorbildliche Schulzahnpflege der Stadt Basel/Schweiz lehrt heute allen Kindern parallel mit dem Reinigen der Zähne auch die Zungenreinigung. Insbesondere bei älteren Menschen führt die Belagentfernung auf der Zunge zusätzlich zu einer deutlichen Verbesserung der Geschmacksempfindung,[64, 140] da bedeckte Geschmacksknospen freigelegt werden. Die Zungenreinigung kann in den ersten Tagen durch die Anwendung einer Mundspüllösung oder längerfristig durch andere orale Kosmetika (z. B. spezielle Zahncremes) unterstützt werden.

9.2 Mundspüllösungen

Die initiale Behandlung von Mundgeruch kann durch desinfizierende Spüllösungen unterstützt werden. Ist eine orale Ursache zunächst zweifelhaft, kann dies rasch bestätigt oder ausgeschlossen werden. Mundspüllösungen können auch bei erheblichem Zungenbelag und/oder bei starkem Würgereiz zusätzlich zur Zungenreinigung für maximal ein bis zwei Wochen empfohlen werden. Eine effektive Behandlung von Mundgeruch braucht in den meisten Fällen keinen länger dauernden Einsatz.

Zahlreiche Hersteller von Mundspüllösungen werben mit einer Verbesserung von Halitosis. Grundsätzlich sollte jedoch nur auf Produkte zurückgegriffen werden, deren Wirksamkeit auch wissenschaftlich überprüft wurde.[69] Präparate auf der Basis von Chlorhexidin-Digluconat, Zinkchlorid, Cetyl-Pyridin-Chlorid (CPC), Wasserstoffperoxid, Triclosan, Aminfluorid, Zinnfluorid und sog. essenzielle Öle (Listerine®) wurden bisher in ihrer Wirksamkeit auf Halitosis untersucht und als positiv bewertet.[24, 40, 83, 54, 55, 100, 124, 133, 137, 139, 144, 149, 150, 160, 180, 201, 204, 213] Die Wirkung all dieser Präparate ist zeitlich definitiv begrenzt.[138] Die einzelnen Wirkstoffe von Mundspüllösungen sollen nachfolgend kurz beleuchtet werden.

Chlorhexidin-Digluconat

Chlorhexidin-Digluconat reduziert effektiv Plaque und *Gingivitis*.[2, 10, 71] Es wirkt durch die elektrostatische Anziehung zwischen dem kationischen Wirkstoff und anionischen Teilen der bakteriellen Zellmembran. Die Folge ist eine Zerstörung der Bakterien.[71,85] Aufgrund dieser starken antibakteriellen Wirkung ist Chlorhexidin-Digluconat gut geeignet, die Konzentrationen von VSC signifikant zu reduzieren.[24, 139, 148, 149, 151, 201] Eine länger dauernde Anwendung von Chlorhexidin-Digluconat kann braune Verfärbungen der Zähne und der Zunge sowie Störungen des Geschmackssinns hervorrufen und ist bei der Behandlung von Mundgeruch grundsätzlich abzulehnen.[11, 39, 42]

Aminfluorid, Zinnfluorid

Auch Aminfluoride und Zinnfluoride sind für ihre gute antibakterielle Wirkung bekannt. Ihr Einfluss auf Halitosis ist bisher nicht ganz so umfangreich untersucht worden.[138] Erste Ergebnisse deuten jedoch darauf hin, dass aminfluorid- und zinnfluoridhaltige Präparate in ihrer Wirkung auf Mundgeruch mit Chlorhexidin-Digluconat vergleichbar sind.[139] Die intraoralen Nebenwirkungen sind jedoch deutlich geringer. Durch die günstige Kombination aus Effektivität und Verträglichkeit wird in der Halitosis-Sprechstunde der Universität Basel daher ein Präparat aus dieser Gruppe empfohlen (Meridol®, ein- bis zweimal täglich eine halbe Minute). Aminfluoride sind kariespräventiv und besitzen eine hohe Substantivität gegenüber Zahnoberflächen.

Triclosan und Wasserstoffperoxid

Triclosan wirkt in einem breiten Spektrum antibakteriell und ist in seiner Wirkung gegen die meisten oralen Bakterien sehr effektiv.[144] Eine Pilotstudie konnte zeigen, dass eine Kombination aus Zink (0.82% Zinksulfatheptahydrat) und Triclosan (0.15%) zu einer deutlichen Reduktion der VSC und somit zu einer Verminderung von Mundgeruch führt.[144] Auch nach Anwendung einer 3%igen Wasserstoffperoxidlösung kommt es zu einer deutlichen Reduktion der VSC. Beeindruckend ist eine deutlich längere Wirkungsdauer.[180]

Cetyl-Pyridin-Chlorid (CPC) und so genannte essenzielle Öle

CPC ist eine Ammoniumverbindung, deren Einsatz in vivo umstritten ist.[69] In Israel ist eine Öl-Wasser-Emulsion mit 0.05% CPC erhältlich, die über einen ganzen Tag hinweg eine Reduktion von Mundgeruch bewirken soll.[138] Die Effektivität dieser Emulsion beruht auf einer Adhäsion zwischen den Öltröpfchen und den Bakterien in der Mundhöhle. Diese Adhäsion wird durch das CPC verbessert. Die Wirksamkeit dieser Emulsion liegt im Bereich von Chlorhexidin-Digluconat.[66, 83, 150] So genannte essenzielle Öle (Listerine®) zeigen ebenfalls eine antibakterielle Wirkung.[37] Es konnte eine Reduktion von Mundgeruch über etwa drei bis sechs Stunden erzielt werden.[133]

Metallsalzlösungen

Einige Metallionen reduzieren durch ihre Affinität zu Schwefel die Konzentration an VSC und beeinflussen somit direkt die Stärke von Mundgeruch.[138] Dies konnte sowohl experimentell als auch klinisch gezeigt werden.[214] Die Wirksamkeit der einzelnen Metallionen ist jedoch unterschiedlich.[214] Obwohl es nicht die stärkste Wirkung hat, ist Zn^{2+} (in der Verbindung Zinkchlorid $ZnCl_2$) verglichen mit anderen Metallionen weniger toxisch und provoziert weniger Verfärbungen. Daher wurde insbesondere die Wirkung von Zn^{2+} auf Mundgeruch untersucht.[161, 214] Zinkchlorid bildet mit flüchtigen Schwefelverbindungen (VSC) nicht-flüchtige Schwefelverbindungen und beeinflusst auf diese Weise für etwa drei Stunden den Mundgeruch positiv.[12, 120, 144, 161, 204, 205] Kommerziell erhältliche Produkte fehlen bislang.

9.3 Zahncremes, Lutschpastillen und Kaugummis

Für orale Kosmetika, die einen frischen oder besseren Atem versprechen, werden jährlich unglaubliche Summen ausgegeben.[93] All diese Produkte haben primär einen maskierenden Effekt, wirken lediglich für eine kurze Zeit und haben keinen therapeutischen Einfluss auf die tatsächlichen Ursachen des Mundgeruchs.[138] Zahncremes erzielen bei gleichem Wirkstoffgehalt in den meisten Studien nicht die gleiche Wirksamkeit auf Mundgeruch wie Mundspüllösungen. Trotzdem besitzen sie durch ihre regelmäßige Anwendung eine Bedeutung in der Beeinflussung von Mundgeruch.[144, 196] Zahncremes können die Bildung von Mundgeruch über einige Stunden hemmen.[12, 43, 54, 63, 121, 122, 144, 170, 204, 205] Deren Wirksamkeit kann durch eine gute Verteilung im Mund erhöht werden; es sollte dann allerdings nicht mit Wasser nachgespült werden.[69] Der Zusatz von Zink oder Zinnfluorid verstärkt den positiven Effekt.[12, 43]

Über die Wirksamkeit von Lutschpastillen und Kaugummis auf Mundgeruch gibt es kaum wissenschaftliche Daten. Produkte ohne aktive Inhaltsstoffe sind in dieser Hinsicht eher wirkungslos.[54] Hervorzuheben sind jedoch ein mechanischer Reinigungseffekt der Zahnoberflächen und eine Stimulation des Speichelflusses.[60] Zuckerhaltige Kaugummis können durch ihren Einfluss auf den intraoralen pH-Wert Mundgeruch sogar kurzfristig verstärken.[77] Produkte, die Teekatechine (in Form von Epigallokatechin) enthalten, scheinen VSC teilweise zu absorbieren.[199] Der Effekt geht auf eine chemische Reaktion zwischen Epigallokatechin und Methylmercaptan zurück. Auch ein Zusatz von Zink in Lutschpastillen und Kaugummis scheint die VSC zu reduzieren.[204, 205] Langzeitergebnisse über den Einfluss von Lutschpastillen und Kaugummis auf Mundgeruch gibt es jedoch keine.[164] Insgesamt ist der Einfluss von Zahncremes, Lutschpastillen und Kaugummis auf Mundgeruch zu vernachlässigen. Die Einnahme solcher Produkte kann die Ursachen von Mundgeruch nicht beseitigen.[138]

9.4 Hausmittel und Geheimtipps

Der Nutzen vieler alter Hausmittel ist bisher nicht wissenschaftlich untersucht worden. Typische europäische Empfehlungen sind das Spülen mit Zitronen- oder Salzwasser sowie das Kauen von Ingwerwurzeln oder Petersilie.[164] In anderen Kulturen wird das Kauen von Zimt, Guave oder Anis empfohlen.

9.5 Therapien anderer oraler Ursachen

Auch wenn der Zungenbelag die häufigste orale Ursache für Mundgeruch ist,[29, 117, 168] müssen andere mögliche Ursachen ebenso konsequent behandelt und eliminiert werden. Intraorale Entzündungen (z. B. *Gingivitis, Parodontitis, Pericoronitis*) werden noch in der ersten Sitzung mechanisch (Spülung, Cleaning) und/oder medikamentös behandelt, um sie ohne zeitliche Verzögerung als Halitosis-Ursache verifizieren oder ausschließen zu können. Insbesondere *Parodontitis marginalis* korreliert direkt mit einer erhöhten intraoralen Methylmercaptankonzentration (VSC). Ihre konsequente Therapie führt durch die Wiederherstellung eines entzündungsfreien Parodonts mit geringeren Taschentiefen direkt zur Reduktion von Mundgeruch.[69, 163, 166, 195] Ergebnisse von Langzeitstudien existieren jedoch bisher keine.

Auch unbehandelte Karies oder Nischen/Spalten an prothetischen Rekonstruktionen oder Füllungen werden sofort temporär verschlossen. Bei sorgfältiger Diagnostik und konsequent ursachenbezogener Behandlung ist bereits in der ersten Kontrolle – meist nach einer Woche – der Mundgeruch objektiv und subjektiv deutlich besser oder ganz verschwunden. In Abhängigkeit von der diagnostizierten Mundgeruchsursache schließt sich eine definitive parodontale, konservierende und/oder prothetische Behandlung an. Eine dentalhygienische Unterstützung ist sinnvoll.

Nach etwa einer weiteren Woche erfolgt eine dritte organoleptische und instrumentelle Untersuchung. Nach konsequenter Diagnostik und streng ursachenbezogener Therapie ist dies gleichzeitig in den meisten Fällen auch der erfolgreiche Abschluss der Behandlung. Untersuchungen der Halitosis-Sprechstunde an der Universität Basel zeigen, spätestens nach der dritten Behandlung, eine hohe Erfolgsrate bei Halitosis oraler Ursache, wobei der subjektive Therapieerfolg (96.9%) etwas höher ist als der objektive (91.9%).[116, 117] Bei Therapieerfolg und auf Wunsch des Patienten, wird dieser in ein Recall aufgenommen (siehe Kapitel 10). Dieses sollte in Abhängigkeit von der Ursache im ersten Jahr alle drei bis sechs Monate erfolgen.

Zeigt sich bereits bei der ersten Kontrolluntersuchung nach einer Woche keine Verbesserung oder gar eine Verschlechterung des Mundgeruchs, muss die initial gestellt Verdachtsdiagnose und deren Sofortbehandlung überdacht bzw. modifiziert werden. Existieren keine anderen offensichtlichen intraoralen Ursachen und ist das Spektrum der Therapie ausgeschöpft, muss von einer extraoralen Ursache ausgegangen werden. Deren Diagnostik und Therapie gehört grundsätzlich in die Hand von Fachärzten. Der behandelnde Zahnarzt kann jedoch mit entsprechender Erfahrung durchaus eine Verdachtsdiagnose stellen. Eine gründlich erhobene Anamnese (Halitosis-Fragebogen) mit Evaluation des allgemeinen Gesundheitszustands und möglicher Kofaktoren (Rauchen, Schnarchen, Mundatmung, Wechseljahre, Trink- und Essverhalten, Stress) erleichtert dies.[164]

Bei rauchenden Halitosis-Patienten empfiehlt sich die „Let it be"-Kampagne (Rauchstopp in der zahnmedizinischen Praxis, siehe Kapitel 11), da Rauchen *Parodontitis marginalis* und somit auch Halitosis begünstigt. Werden nicht-orale Ursachen erkannt oder erahnt, erfolgt die Überweisung zum Facharzt (siehe Kapitel 5). Dieses Vorgehen gewährleistet, dass Patienten nicht planlos zu diversen Spezialisten, sondern gezielt zum richtigen Facharzt überwiesen werden. Das spart Zeit, vermeidbare diagnostische Abläufe, unnötige explorative Behandlungen und somit Misserfolge und Kosten. Vorteilhaft ist, wenn sich dieser Facharzt bereits mit der Thematik „Halitosis" beschäftigt hat, den Stellenwert des eigenen Fachgebiets in Bezug auf Mundgeruch nicht wesentlich überschätzt, den teilweise erheblichen Leidensdruck der Patienten ernst nimmt und an einer interdisziplinären Zusammenarbeit interessiert ist.

Kann bei der Erstkonsultation weder organoleptisch noch instrumentell Halitosis diagnostiziert werden, sollte der erste Kontrolltermin zu einer anderen Tageszeit erfolgen, um eventuelle zirkadiane Schwankungen des Mundgeruchs zu erfassen. Wird dort objektiv ebenfalls kein Mundgeruch diagnostiziert, muss spätestens jetzt ein ausführliches Gespräch mit dem Patienten erfolgen. Die Antworten aus dem Halitosis-Fragebogen erleichtern die Gesprächsführung. Ziel dieses ruhigen und sachlichen Gesprächs ist die Evaluation des Leidensdrucks des Patienten und das Erkennen von Pseudohalitosis oder Halitophobie (siehe Kapitel 6). Bei vorliegender Pseudohalitosis kann im Gespräch die Fehleinschätzung des Patienten erklärt und mithilfe des Displays der instrumentellen Messung objektiv belegt werden. Hier liegt einer der wesentlichen Vorteile des Halimeters: insbesondere verunsicherte Patienten schenken dem Messwert auf einem Display häufig mehr Glauben, als der Aussage eines neuen und somit unbekannten Zahnarztes. Bei Pseudohalitosis sollte auch nach einem klärenden Gespräch in jedem Fall noch ein weiterer Kontrolltermin zur Bestätigung, dass kein erhöhter Mundgeruch vorliegt, erfolgen. Ebenso sollte man dem Patienten zumindest anbieten, in ein Recall aufgenommen zu werden. Da nach einigen Wochen häufig wieder Unsicherheiten beim Patienten auftreten können, wird dieses Angebot meist dankend angenommen.

Besteht der Patient darauf, dass die organoleptischen und instrumentellen Messwerte nicht stimmen können und ist er weiterhin von seinem Mundgeruch überzeugt, sollte ein dritter Kontrolltermin, nochmals zu einer anderen Tageszeit, vereinbart werden. Der Patient wird aufgefordert eine Person seines Vertrauens mitzubringen, die das Vorliegen von Mundgeruch bestätigen oder verneinen kann. Bereits im zweiten Gespräch sollte der Themenkreis „Halitophobie" ruhig und sachlich angesprochen werden (siehe Kapitel 6).

Wenn auch beim dritten und letzten Termin weder organoleptisch noch instrumentell Mundgeruch diagnostiziert werden kann und obendrein das Gespräch mit der Vertrauensperson keine sicheren Hinweise auf Mundgeruch erbringt, muss als Verdachtsdiagnose eine Halitophobie in Erwägung gezogen werden (siehe Kapitel 6). Zusätzliche typische Indikatoren sind, dass der Patient durch seinen vermeintlichen Mundgeruch seine sozialen Kontakte deutlich reduziert oder sogar fast ganz abgebrochen hat und unter einem erheblichen Leidensdruck steht. Ersteres kann nur in einem sachlichen Gespräch evaluiert werden, Letzteres sieht man auf einen Blick im Halitosis-Fragebogen – ein ganz wesentlicher Vorteil des ohne den Zahnarzt und ohne Zeitdruck ehrlich ausgefüllten Fragebogens. Die Behandlung von Halitophobie gehört definitiv nicht in die Hand des Zahnarztes. Dieser sollte versuchen, das Vertrauen des Patienten zu gewinnen (siehe Kapitel 6) und ihm das Angebot einer fachärztlichen Beratung zu unterbreiten. Zum besseren Verständnis für den Patienten können nicht ganz zutreffende aber allgemeinverständliche Vergleiche wie Platzangst oder Flugangst herangezogen werden. Halitophobie kann ein Symptom einer schweren psychischen Erkrankung sein; daher sollte in einzelnen Fällen die Suizidgefahr nicht unterschätzt werden. Da in Halitosis-Sprechstunden an Universitätszahnkliniken erschreckend häufig Halitophobie diagnostiziert wird,[28, 168, 116, 117, 168] sollte bereits beim Aufbau einer solchen Sprechstunde nach einem geeigneten Psychiater und/ oder Psychologen gesucht werden, der Erfahrung mit Halitophobie hat, in der Lage und willens ist, auch innerhalb kürzester Zeit einen Halitophobie-Patienten aufzunehmen und der an einer interdisziplinären Zusammenarbeit interessiert ist. Der Zahnarzt sollte versuchen, direkt für den Patienten beim entsprechenden Spezialisten einen Termin zu vereinbaren.

Kapitel 10

Recall und Prognose

Michael M. Bornstein

Über die Nachsorge und Prognose bei Patienten mit Halitosis ist wenig bekannt. Grundsätzlich richten sich die Frequenz des Recalls und auch die zu erwartende Prognose nach der primären Ursache des Mundgeruchs. In etwa 90% der Fälle ist der Ursprung in der Mundhöhle zu finden, gefolgt von Hals-, Nasen- und Ohrenerkrankungen und internistischen Pathologien.[26, 185] Somit sind primär Mikroorganismen in der Mundhöhle für Halitosis verantwortlich, die sich auf der Zungenoberfläche und bei *Gingivitis* bzw. *Parodontitis marginalis* um die Zähne herum ansammeln.[87, 88, 132, 211]

Hat eine auf intraorale Bakterien ausgerichtete Therapie Erfolg gezeigt, gilt es, eine Neubesiedelung und somit eine erneute Mundgeruchsbildung zu verzögern oder zu verhindern. Hierbei gelten die in der Parodontologie entwickelten und bewährten Konzepte der so genannten *Supportive periodontal therapy* (SPT), die eine regelmäßige Nachsorge und etwaige interzeptive Maßnahmen zur Rezidivprävention und -therapie empfehlen.[86] Sind Hygienefähigkeit und Mitarbeit durch eine wiederholte Instruktion der Zungenreinigung und bei manifester *Gingivitis/Parodontitis* durch professionelle Zahnreinigung und Parodontaltherapie verbessert, sinken die gemessenen VSC-Werte.[166] Damit die verbesserte und modifizierte Mundhygiene des Patienten über möglichst lange Zeit erhalten bleibt und einer erneuten Mundgeruchsbildung vorgebeugt wird, sollten die Patienten regelmäßig in der Praxis nachkontrolliert und reevaluiert werden. Die Frequenz richtet sich dabei nach der zugrunde liegenden Pathologie. Nach erfolgreicher Therapie aufgrund eines bakteriellen Zungenbelags empfehlen sich Kontrollen alle 6–12 Monate, bei Parodontopathien oder Mundschleimhauterkrankungen alle 3–6 Monate.

Patienten, bei denen wiederholt kein messbarer Mundgeruch feststellbar ist, sollten zunächst von ihrem nicht objektivierbaren „unangenehmen Geruch" überzeugt werden. Bei Patienten mit Pseudo-Halitosis gelingt das in aller Regel.[22] Halitophobie-Patienten lassen sich nicht überzeugen und sollten einer psychologisch-psychiatrischen Beratung und Untersuchung zugeführt werden (siehe Kapitel 6). In der täglichen Praxis ist dies jedoch den betroffenen Patienten schwierig zu vermitteln, da sie in der Regel kein solches Konsilium wollen und ihre Situation nicht erkennen.[209]

Patienten mit Halitosis-Ursachen durch Allgemeinerkrankungen oder im Gastrointestinaltrakt sollten prinzipiell vom Internisten diagnostiziert, therapiert und nachkontrolliert werden. Dennoch empfiehlt es sich, bei Patienten mit Mundgeruch extraoraler Genese, anlässlich der regelmäßigen zahnärztlichen Kontrollen, den Geruch organoleptisch oder auch instrumentell zu überprüfen. So können mögliche Rezidive durch (erneut auftretende) Pathologien frühzeitig erkannt und behandelt werden.

Zur Prognose von Halitosis existieren kaum Angaben in der Literatur. Hinweise vermittelt die Arbeit einer interdisziplinären Halitosis-Sprechstunde in Belgien.[26] Von 260 aufgenommenen Patienten konnten lediglich 93 (36%) nachkontrolliert werden. Davon gaben 55 (59%) an, frei von Mundgeruch zu sein, 11 (12%) Patienten fühlten sich und damit auch ihre Mitmenschen trotz Verbesserung weiterhin durch den Mundgeruch gestört und bei 13 (14%) Patienten hatte es keinerlei Besserung gegeben. Insgesamt fehlen aber aussagekräftige Daten zu Prognose und zum Verlauf der Halitosis nach erfolgter Kausaltherapie. Dazu sind neben Patientenbefragungen und subjektiven -aussagen sicherlich auch objektivierbare Messungen der VCS zu verschiedenen Zeitpunkten vor, während und (lange) nach der Therapie erforderlich.

Kapitel 11

Materialien und Produkte

Andreas Filippi

Die im Buch genannten Produkte und Materialien werden nachfolgend geordnet wiedergegeben. Die Liste kann und soll nur eine begrenzte Auswahl der aktuellen Produktpalette sein. Zusätzlich finden sich Internet- bzw. E-Mail-Adressen, die weitere Informationen enthalten. Eine Verantwortung für die Inhalte der genannten Internetseiten wird nicht übernommen.

Mundgeruchfragebogen
Der Fragebogen der Universität Basel kann unter www.andreas-filippi.ch
als pdf-Datei heruntergeladen werden.

Geräte zur Diagnostik
Halimeter®, Intersan Corporation,
www.halimeter.com
Halitox®, Affinity Laboratory Technologies,
www.altcorp.com
Oral Chroma®, Abilit,
www.abilit-medical-and-environmental.jp

Zungenreiniger
VeriFresh®, VeriFresh, www.verifresh.com
360° Zahnbürste®, Colgate-Palmolive,
www.colgate.com
Orasys®, Microresult, www.microresult.de
Duo Protekt® Zahnbürste, Dr. Best, www.dr-best.de
Professional Care® 8000 Serie, Braun Oral B,
www.oralb.com
Personal Oral Cleaning System®,
Waterpic Technologies, www.waterpic.com
TePe® Tongue Cleaner,
TePe Mundhygieneprodukte, www.tepe.se
Tong-Clin De Luxe, Hager Werken,
www.hagerwerken.de

Mundspüllösungen/Zahncremes
Meridol®, Gaba, www.gaba.ch
Listerine®, Pfizer, www.oral-care.com
Odol Med 3 Extreme, GlaxoSmithKline,
www.odol.de

Weiterführende Adressen
für Zahnärzte und Patienten

„Let it be"-Rauchstopp in der zahnmedizinischen Praxis, Krebsliga Schweiz, Lungenliga Schweiz, Arbeitsgemeinschaft Tabakprävention und Bundesamt für Gesundheit, www.letitbe.ch

International Society for Breath Odor Research ISBOR:
www.tau.ac.il/~melros/Society.html

American Dental Association:
www.ada.org/public/topics/bad_breath.asp

Liste von Halitosis-Anlaufstellen in den USA:
www.breath-care.com

Literatur

1. Adams KH, Hansen ES, Pinborg LH et al. Patients with obsessive-compulsive disorder have increased 5-HT2A receptor binding in the caudate nuclei. Int J Neuropsychopharmacol 2005;1:1-11.
2. Addy M, Moran JM. Clinical indications for the use of chemical adjuncts to plaque control: chlorhexidine formulations. Periodontol 2000 1997;15:52-54.
3. Amir E, Shimonov R, Rosenberg M. Halitosis in children. J Pediatr 1999;134:338-343.
4. Arnold W, Ganzer U. Checkliste Hals-Nasen-Ohren-Heilkunde. In: Largiadèr F, Wicki O, Sturm A (Hrsg). Checklisten der aktuellen Medizin. Stuttgart: Thieme 1990.
5. Bastiaan RJ, Reade PC. The effects of tobacco smoking on oral and dental tissues. Aust Dent J 1976;21:308-315.
6. Becker MR, Paster BJ, Leys EJ et al. Molecular analysis of bacterial species associated with early childhood caries. J Clin Microbiol 2002;40:1001-1009.
7. Bennett JD. An unexpected cause of halitosis. J R Army Med Corps 1988;134:151-152.
8. Berg M, Burrill DY, Fosdick LS. Chemical studies in periodontal disease. III. Putrefaction of salivary proteins. J Dent Res 1946;25:231-246.
9. Berg M, Burrill DY, Fosdick LS. Clinical studies in periodontal disease. IV. Putrefaction rate as index of periodontal disease. J Dent Res 1947;26:67-71.
10. Bollen CM, Quirynen M. Microbiological response to mechanical treatment in combination with adjunctive therapy. A review of the literature. J Periodontol 1996;67:1143-1158.
11. Bosy A, Kulkarni GV, Rosenberg M, McCulloch CA. Relationship of oral malodor to periodontitis: evidence of independence in discrete subpopulations. J Periodontol 1994;65:37-46.
12. Brunette DM, Quyang Y, Glass-Brudzinski J, Tonzetich J. Effects of methyl mercaptan on human gingival fibroblast shape, cytoskeleton and protein synthesis and the inhibition on its effect by Zn^{2+}. In: Van Steenberghe D, Rosenberg M (Hrsg). Bad breath. A multidisciplinary approach. Leuven: University Press 1996.
13. Brunette DM, Proskin HM, Nelson BJ. The effects of dentifrice systems on oral malodor. J Clin Dent 1998;9:76-82.
14. Brunette DM. Introduction to the proceedings of the fifth international conference on breath odour research. Int Dent J 2002;52:177-180.
15. Carlson-Mann L. The use of tongue cleaners in the treatment of halitosis. Probe 1998;32:114-115.
16. Christen AG. The clinical effects of tobacco on oral tissue. J Am Dent Assoc 1970;81:1378-1382.
17. Christen AG. The impact of tobacco use and cessation on oral and dental diseases and conditions. Am J Med 1992;93:25-31.
18. Christensen GJ. Why clean your tongue? J Am Dent Assoc 1998;129:1605-1607.
19. Clark GT, Nachnani S, Messadi DV et al. Detecting and treating oral and nonoral malodors. J Calif Dent Assoc 1997;25:133-144.
20. Claus D, Geypens B, Rutgeertes P et al. Where gastroenterology and periodontology meet: determination of oral volatile organic compounds using closed-loop trapping and high-resolution gas chromatography-ion trap detection. In: Van Steenberghe D,

Rosenberg M (Hrsg). Bad breath: a multidisciplinary approach. Leuven: University Press 1996.
21. Coil JM, Tonzetich J. Characterization of volatile sulphur compounds production at individual gingival crevicular sites in humans. J Clin Dent 1992;3:97-103.
22. Coil JM, Yaegaki K, Matsuo T, Miyazaki H. Treatment needs and practical remedies for halitosis. Int Dent J 2002;52:187-191.
23. Costtellani A. Fetor oris of tonsillar origin and certain bacteria causing it. Lancet 1930;1:623-624.
24. De Boever EH, Loesche WJ. Assessing the contribution of anaerobic microflora of the tongue to oral malodor. J Am Dent Assoc 1995;126:1384-1393.
25. De Boever EH, Loesche WJ. The tongue microbiota and tongue surface characteristics contribute to oral malodour. In: Van Steenberghe D, Rosenberg M (Hrsg). Bad breath. A multidisciplinary approach. Leuven: University Press 1996.
26. Delanghe G, Ghyselen J, Feenstra L, Van Steenberghe D. Experiences of a Belgian multidisciplinary breath odour clinic. In: Van Steenberghe D, Rosenberg M (Hrsg). Bad breath. A multidisciplinary approach. Leuven: University Press 1996.
27. Delanghe G, Ghyselen J, Van Steenberghe D, Feenstra L. Multidisciplinary breath-odor clinic. Lancet 1997;350:187-188.
28. Delanghe G, Ghyselen J, Bollen C, Van Steenberghe D, Vandkerckhove BNA, Feenstra L. An inventory of patients` response to treatment at a multidisciplinary breath odor clinic. Quintessence Int 1999;30:307-310.
29. Delanghe G, Bollen C, Desloovere C. Halitosis - foetor ex ore. Laryngorhinootologie 1999;78:521-524.
30. Dymock D, Weightman AJ, Scully C, Wade WG. Molecular analysis of microflora associated with dentoalveolar abscess. J Clin Microbiol 1996;34: 537-542.
31. Edgar WM. Saliva: its secretion, composition and functions. Br Dent J 1992;172:305-312.
32. Edgar WM, Higham SM, Manning RH. Saliva stimulation and caries prevention. Adv Dent Res 1994;8:239-245.
33. Eley BM. Antibacterial agents in the control of supragingival plaque – a review. Br Dent J 1999;186:286-296.
34. Eli I, Baht R, Koriat H, Rosenberg M. Self-perception of breath odor. J Am Dent Assoc 2001;132:621-626.
35. Fergusson D, Doucette S, Glass KC, Shapiro S, Healy D, Hebert P, Hutton B. Association between suicide attempts and selective serotonin reuptake inhibitors: systematic review of randomised controlled trials. Br Med J 2005;330:396-402.
36. Filippi A, Meyer J. Halitosis – Ursachen, Diagnose, Therapie. Schweiz Med Forum 2004;4:585-589.
37. Fine DH. Chemical agents to prevent and regulate plaque development. Periodontol 2000;8:87-107.
38. Finkelstein Y. The otolaryngologist and the patient with halitosis. In: Rosenberg M (Hrsg). Bad breath. Research perspectives. Tel Aviv: Ramot 1997.
39. Flötra L, Gjermo P, Rolla G, Waerhaug J. Side effects of chlorhexidine mouth washes. Scand J Dent Res 1971;79:119-125.
40. Frascella J, Gilbert R, Fernandez P. Odor reduction potential of a chlorine dioxide mouthrinse. J Clin Dent 1998;9:39-42.
41. Furne J, Majerus G, Lenton P, Springfield J, Levitt DG, Levitt MD. Comparison of volatile sulfur compound concentrations measured with a sulfide detector vs. gas chromatography. J Dent Res 2002;81:140-143.
42. Gagari E, Kabani S. Adverse effects of mouthwash use. A review. Oral Surg Oral Med Oral Pathol Oral Radiol Endod 1995;80:432-439.
43. Gerlach RW, Hyde JD, Poore CL, Stevens DP, Witt JJ. Breath effects of three marketed dentifrices: a comparative study evaluating single and cumulative use. J Clin Dent 1998;9:83-88.
44. Gerok W. Krankheiten der Leber und des biliären Systems. In: Gerok W, Huber C, Meinertz T, Zeidler H (Hrsg). Die Innere Medizin. Stuttgart: Schattauer 2000.
45. Gilbert P, Maira-Litran T, McBain AJ, Rickard AH, Whyte FW. The physiology and collective recalcitrance of microbial

biofilm communities. Adv Microb Physiol 2002;46:202-256.
46. Gilmore EL, Bhaskar SN. Effect of tongue brushing on bacteria and plaque formed in vitro. J Periodontol 1972;43:418-422.
47. Gilmore EL, Gross A, Whitley R. Effect of tongue brushing on plaque bacteria. Oral Surg Oral Med Oral Pathol 1973;36:201-204.
48. Goldberg S, Kozlovsky A, Gordon D, Gelernter I, Sintov A, Rosenberg M. Cadaverine as putative component of oral malodor. J Dent Res 1994;73:1168-1172.
49. Goldberg S, Cardash H, Browning H, Sahly H, Rosenberg M. Isolation of entero-bacteriaceae from the mouth and potential association. J Dent Res 1997;76:1770-1775.
50. Goldberg S, Kozlovsky A, Rosenberg M. Association of diamines with oral malodor. In: Rosenberg M (Hrsg). Bad breath. Research perspectives. Tel Aviv: Ramot 1997.
51. Gordon DF, Gibbons RJ. Studies of the predominant cultivable micro-organisms from the human tongue. Arch Oral Biol 1966;11:627-632.
52. Grawe K, Donati R, Bernauer F. Psychotherapie im Wandel. Von der Konfession zur Profession. Göttingen: Hogrefe 1994.
53. Greenman J, Duffield J, Spencer P et al. Study on the organoleptic intensity scale for measuring oral malodor. J Dent Res 2004;83:81-85.
54. Greenstein RB, Goldberg S, Marku-Cohen S, Sterer N, Rosenberg M. Reduction of oral malodor by oxidizing lozenges. J Periodontol 1997;68:1176-1181.
55. Grigor J, Roberts AJ. Reduction in the levels of oral malodor precursors by hydrogen peroxide: in-vitro and in-vivo assessments. J Clin Dent 1992;3:111-115.
56. Gross A, Barnes GP, Lyon TC. Effects of tongue brushing on tongue coating and dental plaque scores. J Dent Res 1975;54:1236-1240.
57. Geist H. Vom Foetor ex ore in der Antike. Zahnärztl Prax 1956;7:12-13.
58. Hartley MG, El-Maaytah MA, McKenzie C, Greenman J. The tongue microbiota of low odour and malodorous individuals. Microb Ecol Health Dis 1996;9:215-223.
59. Hartley MG, McKenzie C, Greenman J, El-Maaytah MA. Assessment of impressed toothbrush as a method of sampling tongue microbiota. In: Van Steenberghe D, Rosenberg M (Hrsg). Bad breath. A multidisciplinary approach. Leuven: University Press 1996.
60. Hellwig E. Einführung in die Zahnerhaltungskunde. München: Urban und Schwarzenberg 1995.
61. Hinode D, Fukui M, Yokoyama N, Yokoyama M, Yoshioka M, Nakamura R. Relationship between tongue coating and secretory immunoglobulin A level in saliva obtained from patients complaining of oral malodor. J Clin Periodontol 2003;30:1017-1023.
62. Hoffmann-Axthelm W. Lexikon der Zahnmedizin. Berlin: Quintessenz 1995.
63. Hoshi K, Van Steenberghe D. The effect of tongue brushing or toothpaste application on oral malodour reduction. In: Van Steenberghe D, Rosenberg M (Hrsg). Bad breath. A multidisciplinary approach. Leuven: University Press 1996.
64. Hyde RJ, Feller RP, Sharon IM. Tongue brushing, dentifrice, and age effects on taste and smell. J Dent Res 1981;60:1730-1734.
65. Ierardi E, Amoruso A, La Notte T et al. Halitosis and Helicobacter pylori: a possible relationship. Dig Dis Sci 1998;43:2733-2737.
66. Ilan O, Kozlovsky A, Goldberg S, Weiss EI, Rosenberg M. Development and testing of an combined physical and chemical approach to treating halitosis. In: Van Steenberghe D, Rosenberg M (Hrsg). Bad breath. A multidisciplinary approach. Leuven: University Press 1996.
67. Iwakura M, Yasuno Y, Shimura M, Sakamoto S. Clinical characteristics of halitosis: differences in two patient groups with primary and secondary complaints of halitosis. J Dent Res 1994;73:1568-1574.
68. Jacobson SE, Crawford JJ, McFall WR. Oral physiotherapy of the tongue and palate: relationship to plaque control. J Am Dent Assoc 1973;87:134-139.

69. Jecke U. Klinische Studie zur Beurteilung oraler Risikoparameter für Halitosis. Medizinische Dissertation. München 2002.
70. Johnson BE. The olfactory reference syndrome and halitosis. In: Van Steenberghe D, Rosenberg M (Hrsg). Bad breath. A multidisciplinary approach. Leuven: University Press 1996.
71. Jones CG. Chlorhexidine: is it still the gold standard? Periodontol 2000 1997;15:55-62.
72. Kaizu T, Tsunoda M, Aoki H, Kimura K. Analysis of volatile sulphur compounds in mouth air by gas chromatography. Bull Tokyo Dent Coll 1978;19:43-52.
73. Katz HP, Katz JR, Bernstein M, Marcin J. Unusual presentation of nasal foreign bodies in children. J Am Med Assoc 1979;241:1496-1498.
74. Kazor CE, Flowers JR, Stoll J, Loesche WJ. Oral malodor: defining the normal tongue flora. J Dent Res 1999;78:421-426.
75. Kazor CE, Mitchell PM, Lee AM et al. Diversity of bacterial populations on the tongue dorsa of patients with halitosis and healthy patients. J Clin Microbiol 2003;41:558-563.
76. Kilian M, Reinholdt J, Lomholt H, Poulsen K, Frandsen EV. Biological significance of IgA1 proteases in bacterial colonization and pathogenesis: critical evaluation of experimental evidence. APMIS 1996;104:321-338.
77. Kleinberg I, Codipilly M. Oxygen depletion by the oral microbiota and its role in oral formation. In: Van Steenberghe D, Rosenberg M (Hrsg). Bad breath. A multidisciplinary approach. Leuven: University Press 1996.
78. Kleinberg I, Codipilly M. The biological basis of oral malodour formation. In: Rosenberg M (Hrsg). Bad breath. Research perspectives. Tel Aviv: Ramot 1997.
79. Kleinberg I, Codipilly M. Modeling of the oral malodor system and methods of analysis. Quintessence Int 1999;30:357-369.
80. Könönen E, Asikainen S, Jousimies-Somer H. The early colonization of gram-negative anaerobic bacteria in edentulous infants. Oral Microbiol Immunol 1992;7:28-31.
81. Könönen E, Asikainen S, Saarela M, Karjalainen J, Jousimies-Somer H. The oral gram-negative anaerobic microflora in young children: longitudinal changes from edentulous to dentate mouth. Oral Microbiol Immunol 1994;9:136-141.
82. Kostelc JG, Preti G, Zelson PR, Brauner L, Baehni P. Oral odors in early experimental gingivitis. J Periodontal Res 1984;19:303-312.
83. Kozlovsky A, Goldberg S, Natour I, Rogatky-Gat A, Gelernter I, Rosenberg M. Efficacy of a 2-phase oil water mouthrinse in controlling oral malodor, gingivitis, and plaque. J Periodontol 1996;67:577-582.
84. Kroes I, Lepp PW, Relman DA. Bacterial diversity within the human subgingival crevice. Proc Natl Acad Sci USA 1999;96:14547-14552.
85. Kuyyakanond T, Quesnel LB. The mechanism of action of chlorhexidine. FEMS Microbiol Lett 1992;79:211-215.
86. Lang NP, Brägger U, Salvi G, Tonetti M. Supportive Periodontal Therapy (SPT). In: Lindhe J, Karring T, Lang NP (Hrsg). Clinical periodontology and implant dentistry. Munksgaard: Blackwell 2003.
87. Lang B, Filippi A. Halitosis – Teil 1: Epidemiologie und Entstehung. Schweiz Monatsschr Zahnmed 2004;114:1037-1044.
88. Lang B, Filippi A. Halitosis – Teil 2: Diagnostik und Therapie. Schweiz Monatsschr Zahnmed 2004;114:1151-1159.
89. Langendijk PS, Kulik EM, Sandmeier H, Meyer J, Van der Hoeven JS. Isolation of Desulfomicrobium orale sp.nov. and Desulfovibrio strain NA682, oral sulfate-reducing bacteria involved in human periodontal disease. Int J Syst Evol Microbiol 2001;51:1035-1044.
90. Larsson BT, Widmark G. A gas chromatographic method for analysis of volatiles in saliva samples. Acta Pharm Suec 1969;6:479-488.
91. Lee CH, Kho HS, Chung SC, Lee SW, Kim YK. The relationship between volatile sulfur compounds and major halitosis-inducing factors. J Periodontol 2003;74:32-37.
92. Loesche WJ, Grossman N, Dominguez L, Schork MA. Oral malodour in the elderly.

In: Van Steenberghe D, Rosenberg M (Hrsg). Bad breath. A multidisciplinary approach. Leuven: University Press 1996.
93. Loesche WJ. The effects of antimicrobial mouthrinses on oral malodor and their status relative to US Food and Drug Administration regulations. Quintessence Int 1999;30:311-318.
94. Loesche WJ, Kazor C. Microbiology and treatment of halitosis. Periodontol 2000 2002;28:256-279.
95. Lovewell R. An unexpected cause of halitosis. Br Dent J 1984;157:384.
96. Lu DP. Halitosis: an etiologic classification, a treatment approach, and prevention. Oral Surg Oral Med Oral Pathol 1982;54:521-526.
97. Lucente FE, Werber JL, Guffin TN. Bad Breath. In: Lucente FE, Sobol SM (Hrsg). Essentials of Otolaryngology. New York: Raven 1993.
98. Madarikan BA, Rees BI. Halitosis and gastric outlet obstruction in infants. Br J Clin Pract 1990;44:419-422.
99. Malasi TH, El-Hilu SM, Mirza IA, El-Islam MF, El-Hilu SR. Olfactory delusional syndrome with various aetiologies. Br J Psychiatry 1990;156:256-260.
100. Mandel ID. Chemotherapeutic agents for controlling plaque and gingivitis. J Clin Periodontol 1988;15:488-498.
101. Marcotte H, Lavoie MC. Influence of immunoglobulins on the indigenous oral and intestinal microbiota of mice. Infect Immun 1997;64:4694-4699.
102. Marsh PD. Microbiological aspects of the chemical control of plaque and gingivitis. J Dent Res 1992;71:1431-1438.
103. Martinez C, Rietbrock S, Wise L et al. Antidepressant treatment and the risk of fatal and non-fatal self harm in first episode depression: nested case-control study. Br Med J 2005;19:373-374.
104. McDowell JD, Kassebaum DK. Diagnosing and treating halitosis. J Am Dent Assoc 1993;124:55-64.
105. McGregor IA, Watson JD, Sweeney G, Sleigh JD. The use of tinidazole in the surgery of oral tumours. J Antimicrob Chemother 1982;10:173-175.
106. McGregor IA, Watson JD, Sweeney G, Sleigh JD. Tinidazole in smelly oropharyngeal tumours. Lancet 1982;9:110-114.
107. McNamara TF, Alexander JF, Lee M. The role of microorganisms in the production of oral malodor. Oral Surg Oral Med Oral Pathol 1972;34:41-48.
108. Menon MV, Coykendall AL. Effect of tongue scraping. J Dent Res 1994;73:1492-1496.
109. Meskin LH. A breath of fresh air. J Am Dent Assoc 1996;127:1282-1286.
110. Michalek SM, McGhee JR, Mestecky J, Arnold RR, Bozzo L. Ingestion of Streptococcus mutans induces secretory immunoglobulin A and caries immunity. Science 1976;192:1238-1240.
111. Miyazaki H, Fujita C, Katoh Y, Takehara T. Relationship between volatile sulphur compounds and oral conditions in the general Japanese population. In: Van Steenberghe D, Rosenberg M (Hrsg). Bad breath. A multidisciplinary approach. Leuven: University Press 1996.
112. Miyazaki H, Sakao S, Katoh Y, Takehara T. Correlation between volatile sulphur compounds and certain oral health measurements in the general population. J Peridontol 1995;66:679-984.
113. Moore WE, Moore LV. The bacteria of periodontal diseases. Periodontol 1994;5:66-77.
114. Morita M, Wang HL. Relationship between sulcular sulfide level and oral malodor in subjects with periodontal disease. J Periodontol 2001;72:79-84.
115. Morris PP, Reed RR. Halitosis: Variations in mouth and total breath odor intensity resulting from prophylaxis and antisepsis. J Dent Res 1949;28:324-327.
116. Müller N. Halitosis - Ergebnisse einer Mundgeruchsprechstunde. Medizinische Dissertation. Basel 2005.
117. Müller N, Filippi A. Echte und psychisch bedingte Halitosis – Befunde, Diagnosen und Ergebnisse einer Mundgeruchsprechstunde. Schweiz Monatsschr Zahnmed (im Druck 2006).
118. Murata T, Yamaga T, Lida T, Miyazaki H, Yaegaki K. Classification and examination of halitosis. Int Dent J 2002;52:181-186.

119. Newman MG. The role of periodontitis in oral malodour: Clinical perspectives. In: Van Steenberghe D, Rosenberg M (Hrsg). Bad breath. A multidisciplinary approach. Leuven: University Press 1996.
120. Ng W, Tonzetich J. Effect of hydrogen sulfide and methyl mercaptan on the permeability of oral mucosa. J Dent Res 1984;63:994-997.
121. Niles HP, Gaffar A. Advances in mouth odor research. In: Rosenberg M (Hrsg). Bad breath. Research perspectives. Tel Aviv: Ramot 1997.
122. Niles HP, Vazquez J, Rustogi KN, Williams M, Gaffar A, Proskin HM. The clinical effectiveness of a dentifrice containing triclosan and a copolymer for providing long-term control of breath odor measured chromatographically. J Clin Dent 1999;10:135-138.
123. Norfleet RG. Helicobacter halitosis. J Clin Gastroenterol 1993;16:274-277.
124. Ogura T, Urade M, Matsuya T. Prevention of malodor from intraoral gauze tamponade with the topical use of clindamycin. Oral Surg Oral Med Oral Pathol 1992;74:58-62.
125. Oho T, Yoshida Y, Shimazaki Y, Yamashita Y, Koga T. Characteristics of patients complaining of halitosis and the usefulness of gas chromatography for diagnosing halitosis. Oral Surg Oral Med Oral Pathol Oral Radiol Endod 2001;91:531-534.
126. Paryavi-Gholami F, Minah GE, Turng BF. Oral malodor in children and volatile sulfur compound-producing bacteria in saliva: preliminary microbiological investigation. Pediatr Dent 1999;21:320-324.
127. Paster BJ, Boches SK, Galvin JL et al. Bacterial diversity in human subgingival plaque. J Bacteriol 2001;183:3770-3783.
128. Paster BJ, Falkler WA, Enwonwu CO et al. Predominant bacterial species and novel phylotypes in advanced noma lesions. J Clin Microbiol 2002;40:2187-2191.
129. Persson S, Claesson R, Calsson J. The capacity of subgingival microbiotas to produce volatile sulfur compounds in human serum. Oral Microbiol Immunol 1989;4:169-172.
130. Persson S, Edlund MB, Claesson R, Carlsson J. The formation of hydrogen sulfide and methyl mercaptan by oral bacteria. Oral Microbiol Immunol 1990;5:195-201.
131. Phillips KA, Rasmussen SA. Change in psychosocial functioning and quality of life of patients with body dysmorphic disorder treated with fluoxetine: a placebo-controlled study. Psychosomatics 2004;45:438-444.
132. Pitts G, Pianotti R, Feary TW, McGuiness J, Masurat T. The in vivo effects of an antiseptic mouthwash on odor-producing microorganisms. J Dent Res 1981;60:1891-1896.
133. Pitts G, Brogdon C, Hu L, Masurat T, Pianotti R, Schumann P. Mechanism of action of an antiseptic, anti-odor mouthwash. J Dent Res 1983;62:738-742.
134. Pratten J, Pasu M, Jackson G, Flanagan A, Wilson M. Modelling oral malodour in a longitudinal study. Arch Oral Biol 2003;48:737-743.
135. Preti G, Clark L, Cowart BJ et al. Non-oral etiologies of oral malodor and altered chemosensation. J Periodontol 1992;63:790-796.
136. Preti G, Kawley HJ, Hormann CA et al. Non-oral and oral aspects of oral malodour. In: Rosenberg M (Hrsg). Bad breath. Research perspectives. Tel Aviv: Ramot 1997.
137. Quirynen M, Mongardini C, Van Steenberghe D. The effect of a 1-stage full-mouth disinfection on oral malodor and microbial colonization of the tongue in periodontitis. A pilot study. J Periodontol 1998;69:374-382.
138. Quirynen M, Zhao H, Van Steenberghe D. Review of the treatment strategies for oral malodour. Clin Oral Invest 2002;6:1-10.
139. Quirynen M, Avontroodt P, Soers C et al. The efficacy of amine fluoride/stannous fluoride in the suppression of morning breath odour. J Clin Periodontol 2002;29:944-954.
140. Quirynen M, Avontroodt P, Soers C, Zhao H, Pauwels M, Van Steenberghe D. Impact of tongue cleansers on microbial load and taste. J Clin Periodontol 2004;31:506-510.

141. Ralph AJ. Oral hygiene – why neglect the tongue? Aust Dent J 1988;33:224-225.
142. Ratcliff PA, Johnson PW. The relationship between oral malodor, gingivitis, and periodontitis. A review. J Periodontol 1999;70:485-489.
143. Ratkay LG, Tonzetich J, Waterfield JD. The effect of methyl mercaptan on the enzymatic and immunological activity leading to periodontal tissue destruction. In: Van Steenberghe D, Rosenberg M (Hrsg). Bad breath. A multidisciplinary approach. Leuven: University Press 1996.
144. Raven SJ, Matheson JR, Huntington E, Tonzetich J. The efficacy of a combined zinc and triclosan system in the prevention of oral malodour. In: Van Steenberghe D, Rosenberg M (Hrsg). Bad breath. A multidisciplinary approach. Leuven: University Press 1996.
145. Reifferscheid M, Weller S. Chirurgie. Stuttgart: Thieme 1989.
146. Roldan S, Herrera D, Sanz M. Biofilms and the tongue: therapeutical approaches for the control of halitosis. Clin Oral Invest 2003;7:189-197.
147. Roldan S, Winkel EG, Herrera D, Sanz M, Van Winkelhoff AJ. The effects of a new mouthrinse containing chlorhexidine, cetylpyridinium chloride and zinc lactate on the microflora of oral halitosis patients: a dual-centre, double-blind, placebo-controlled study. J Clin Periodontol 2003;30:427-434.
148. Rosenberg M, Septon I, Eli I, Bar-Ness R, Gelernter I, Brenner S, Gabbay J. Halitosis measurement by an industrial sulphide monitor. J Periodontol 1991;62:487-489.
149. Rosenberg M, Kulkarni GV, Bosy A, McCulloch CA. Reproducibility and sensitivity of oral malodor measurements with a portable sulphide monitor. J Dent Res 1991;70:1436-1440.
150. Rosenberg M, Gelernter I, Barki M, Bar-Ness R. Day-long reduction of oral malodor by a two-phase oil-water mouthrinse as compared to chlorhexidine and placebo rinses. J Periodontol 1992;63:39-43.
151. Rosenberg M, McCulloch CA. Measurement of oral malodor: current methods and future prospects. J Periodontol 1992;63:776-782.
152. Rosenberg M, Kozlovsky A, Gelernter I, Cherniak O, Gabby J, Baht R, Eli I. Self-estimation of oral malodour. J Dent Res 1995;74:1577-1582.
153. Rosenberg M. Clinical assessment of bad breath: current concepts. J Am Dent Assoc 1996;127:475-482.
154. Rosenberg M, Leib E. Experiences of an Israeli malodor clinic In: Rosenberg M (Hrsg). Bad breath. Research perspectives. Tel Aviv: Ramot 1997.
155. Rotgans J. Foetor ex ore. München: Hanser 1984.
156. Rowley EJ, Schuchman LC, Tishk MN, Carlson HC. Tongue brushing versus tongue scraping. Clin Prev Dent 1987;9:13-16.
157. Saito H, Kawaguchi Y. Halitosis prevention campaign. a report of oral health promotion activities in Japan. Int Dent J 2002;52:197-200.
158. Sakamoto M, Umeda M, Ishikawa I, Benno Y. Comparison of the oral bacterial flora in saliva from a healthy subject and two periodontitis patients by sequence analysis of 16S rDNA libraries. Microbiol Immunol 2000; 44:643-652.
159. Saß H, Wittchen HU, Zaudig M. Diagnostisches und statistisches Manual psychischer Störungen. Diagnostische Kriterien DSM-IV-TR. Göttingen: Hogrefe 2002.
160. Schmidt NF, Missan SR, Tarbet WJ. The correlation between organoleptic mouth-odor ratings and levels of volatile sulfur compounds. Oral Surg Oral Med Oral Pathol 1978;45:560-567.
161. Schmidt NF, Tarbet WJ. The effect of oral rinses on organoleptic mouth odor ratings and levels of volatile sulfur compounds. Oral Surg Oral Med Oral Pathol 1978;45:876-883.
162. Scully C, El-Maaytah M, Porter SR, Greenman J. Breath odor. etiopathogenesis, assessment and management. Eur J Oral Sci 1997;105:287-293.

163. Seemann R. Halitosis - ein multikausales Problem. Zahnärztl Mitt 1999;89:1794-1796.
164. Seemann R. Wenn der Atem stinkt. Zahnärztl Mitt 2000;90:502-505 und 644-648.
165. Seemann R. Halitosis – ein lösbares Problem. Zahnärztlicher Anzeiger München 2001;47:4-7.
166. Seemann R, Passek G, Zimmer S, Roulet JF. The effect of an oral hygiene program on oral levels of volatile sulfur compounds (VSC). J Clin Dent 2001;12:104-107.
167. Seemann R. Diagnostik und Behandlung von Mundgeruch. Prophylaxe Impuls 2002;6110-116.
168. Seemann R, Bizhang M, Höfer U, Djamchidi C, Kage A, Jahn KR. Ergebnisse der Arbeit einer interdisziplinären Mundgeruchsprechstunde. Dtsch Zahnärztl Z 2004;59:514-517.
169. Sharma NC. An unexpected cause of halitosis. Br Dent J 1984;157:281-282.
170. Sharma NC, Galustians HJ, Qaquish J et al. The clinical effectiveness of a dentifrice containing triclosan and a copolymer for controlling breath odor measured organoleptically twelve hours after tooth-brushing. J Clin Dent 1999;10:131-134.
171. Shimura M, Watanabe S, Iwakura M et al. Correlation between measurements using a new halitosis monitor and organoleptic assessment. J Periodontol 1997;68:1182-1185.
172. Siebert HG. Krankheiten der Nieren und des Urogenitalsystems. In: Gerok W, Huber C, Meinertz T, Zeidler H (Hrsg). Die Innere Medizin. Stuttgart: Schattauer 2000.
173. Socransky SS, Haffajee AD. Dental biofilms. difficult therapeutic targets. Periodontol 2000 2002;28:12-55.
174. Soder B, Johansson B, Soder PO. The relation between foetor ex ore, oral hygiene and periodontal disease. Swed Dent J 2000;24:73-82.
175. Spielman AI, Bivona P, Rifkin BR. Halitosis. A common oral problem. N Y State Dent J 1996;62:36-42.
176. Sreenivasan PK, Gittins E. The effects of a chlorhexidine mouthrinse on culturable microorganisms of the tongue and saliva. Microbiol Res 2004;159:365-370.
177. Sreenivasan PK, Gittins E. Effects of low dose chlorhexidine mouthrinses on oral bacteria and salivary microflora including those producing hydrogen sulfide. Oral Microbiol Immunol 2004;19:309-313.
178. Stein DJ, Le Roux L, Bouwer C, Van Heerden B. Is olfactory reference syndrome an obsessive-compulsive spectrum disorder? J Neuropsychiatr 1998;10:96-99.
179. Stephenson BM, Rees BI. Extrinsic duodenal obstruction and halitosis. Postgrad Med J 1990;66:568-570.
180. Suarez FL, Furne JK, Springfield J, Levitt MD. Morning breath odor: influence of treatments on sulfur gases. J Dent Res 2000;79:1773-1777.
181. Suhas S, Sudarshan S, Pai KM. „Air bag" organoleptic behavioral experiment for managing fear of oral malodor. J Behav Ther Exp Psychiatry 2004;35:13-15.
182. Sulser GF, Brening RH, Fosdick LS. Some conditions that affect the odor concentration of breath. J Dent Res 1939;18:355-359.
183. Tanaka M, Yamamoto Y, Kuboniwa M et al. Contribution of periodontal pathogens on tongue dorsa analyzed with real-time PCR to oral malodor. Microbes Infect 2004;6:1078-1083.
184. Tanaka M, Anguri H, Nonaka A et al. Clinical assessment of oral malodor by the electronic nose system. J Dent Res 2004;4:317-321.
185. Tangerman A. Halitosis in medicine: a review. Int Dent J 2002;52:201-206.
186. Taubman MA, Smith DJ. Effects of local immunization with Streptococcus mutans on induction of salivary immunoglobulin A antibody and experimental dental caries in rats. Infect Immun 1974;9:1079-1091.
187. Tessier JF, Kulkarni GV. Bad breath. etiology, diagnosis and treatment. Oral Health 1991;81:19-22.
188. Thaler ER, Kennedy DW, Hanson CW. Medical applications of electronic nose technology. review of current status. Am J Rhinol 2001;15:291-295.

189. Tiomny E, Arber N, Moshkowitz M, Peled Y, Gilat T. Halitosis and Helicobacter pylori. A possible link? J Clin Gastroenterol 1992;15:236-237.
190. Tonzetich J, Kestenbaum RC. Odour production by human salivary fractions and plaque. Arch Oral Biol 1969;14:815-827.
191. Tonzetich J, McBride BC. Characterization of volatile sulphur production by pathogenic and non-pathogenic strains of oral Bacteroides. Arch Oral Biol 1981;26:963-969.
192. Tonzetich J, Ng SK. Reduction of malodor by oral cleansing procedures. Oral Surg Oral Med Oral Pathol 1976;42:172-181.
193. Tonzetich J, Preti G, Huggins GR. Changes in concentration of volatile sulphur compounds of mouth air during the menstrual cycle. J Int Med Res 1978;6:245-254.
194. Tonzetich J, Richter VJ. Evaluation of odoriferous components of saliva. Arch Oral Biol 1964;9:39-46.
195. Tonzetich J, Spouge JD. Effect of periodontal therapy on volatile sulphur content of mouth air. J Dent Res 1979;58:175-179.
196. Tonzetich J. Direct gas chromatographic analysis of sulphur compounds in mouth air in man. Arch Oral Biol 1971;16:587-597.
197. Tonzetich J. Oral malodor: an indicator of health status and oral cleanliness. Int Dent J 1978;28:309-319.
198. Tonzetich J. Production and origin of oral malodor: a review of mechanisms and methods of analysis. J Periodontol 1977;48:13-20.
199. Tsunoda M, Yamada S, Yasuda H. Deodorizing mechanism of epigallocatechin and chewing gum containing tea extracts. In: Van Steenberghe D, Rosenberg M (Hrsg). Bad breath. A multidisciplinary approach. Leuven: University Press 1996.
200. Van Steenberghe D. Breath malodor. Curr Opin Periodontol 1997;4:137-143.
201. Van Steenberghe D, Avontroodt P, Peeters W et al. Effect of different mouthrinses on morning breath. J Periodontol 2001;72:1183-1191.
202. Vasilakis GJ, Preis CO. Effects of daily mechanical tongue cleaning of the rat on dental plaque and tongue mucosa. Clin Prev Dent 1981;3:7-10.
203. Vollmer D. Breath concerns. A clean tongue gives clean breath. The causes and beneficial treatment procedures. J Colo Dent Assoc 1997;76:14-15.
204. Waler SM. The effect of zinc-containing chewing gum on volatile sulfur-containing compounds in the oral cavity. Acta Odontol Scand 1997;55:198-200.
205. Waler SM. On the transformation of sulfur-containing amino acids and peptides to volatile sulfur compounds (VSC) in the human mouth. Eur J Oral Sci 1997;105:534-537.
206. Weilemann S, Mutschler E. Vergiftungen. In: Gerok W, Huber C, Meinertz T, Zeidler H (Hrsg). Die Innere Medizin. Stuttgart: Schattauer 2000.
207. White GE, Armaleh MT. Tongue scraping as a means of reducing oral mutans streptococci. J Clin Ped Dent 2004;28:163-166.
208. Williams RC, Gibbons RJ. Inhibition of bacterial adherence by secretory immunoglobulin A: a mechanism of antigen disposal. Science 1972;177:697-699.
209. Yaegaki K, Coil JM. Clinical dilemmas posed by patients with psychosomatic halitosis. Quintessence Int 1999;30:328-333.
210. Yaegaki K, Coil JM. Examination, classification, and treatment of halitosis - clinical perspectives. J Can Dent Assoc 2000;66:257-267.
211. Yaegaki K, Coil JM. Oral malodor and periodontal disease. In: Rosenberg M (Hrsg). Bad breath. Research perspectives. Tel Aviv: Ramot 1997.
212. Yaegaki K, Sanada K. Volatile sulfur compounds in mouth air from clinically healthy subjects and patients with periodontal disease. J Periodontal Res 1992;27:233-238.
213. Yaegaki K, Sanada K. Biochemical and clinical factors influencing oral malodor in periodontal patients. J Periodontol 1992;63:783-789.

214. Young A, Jonski G, Rolla G, Waler SM. Effects of metal salts on the oral production of volatile sulfur-containing compounds (VSC). J Clin Periodontol 2001;28:776-781.

Sachregister